健康中国——中医药防治肿瘤丛书

林丽珠 主编

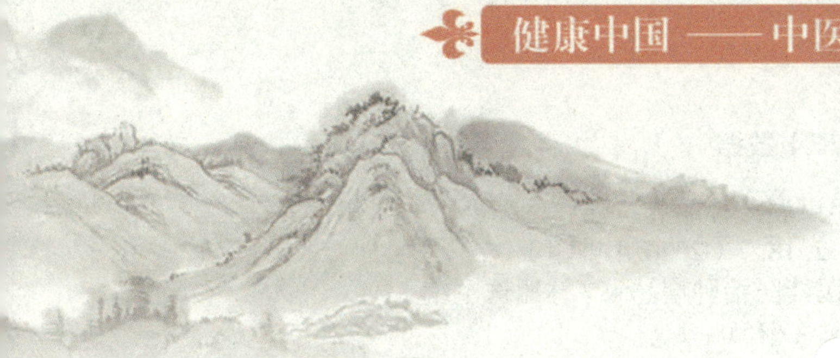

三师而行，远离卵巢癌

林丽珠 孙玲玲◎编著

医师 厨师 禅师

广东高等教育出版社
Guangdong Higher Education Press
·广州·

图书在版编目（CIP）数据

三师而行，远离卵巢癌 / 林丽珠，孙玲玲编著．—广州：广东高等教育出版社，2018.7（2020.4 重印）
（健康中国——中医药防治肿瘤丛书 / 林丽珠主编）
ISBN 978－7－5361－6151－1

Ⅰ．①三…　Ⅱ．①林…　②孙…　Ⅲ．①卵巢癌－防治
Ⅳ．①R273.731

中国版本图书馆 CIP 数据核字（2018）第 081584 号

好的课微信公众号　　　　好的课网

★特别说明：本书用到的视频请关注“好的课”微信公众号，注册并登录后，使用“扫一扫”扫描相应的二维码，即可获得视频资源。也可以打开网站“好的课”（www.heduc.com），在“学习资源”页面搜索“健康中国——中医药防治肿瘤丛书”，打开并下载。

出版发行	广东高等教育出版社
	地址：广州市天河区林和西横路
	邮编：510500　营销电话：（020）87553335
	http://www.gdgjs.com.cn
印　　刷	华睿林（天津）印刷有限公司
开　　本	787 毫米 ×1 092 毫米　1/16
印　　张	7
字　　数	104 千
版　　次	2018 年 7 月第 1 版
印　　次	2020 年 4 月第 3 次印刷
定　　价	28.00 元

主编简介

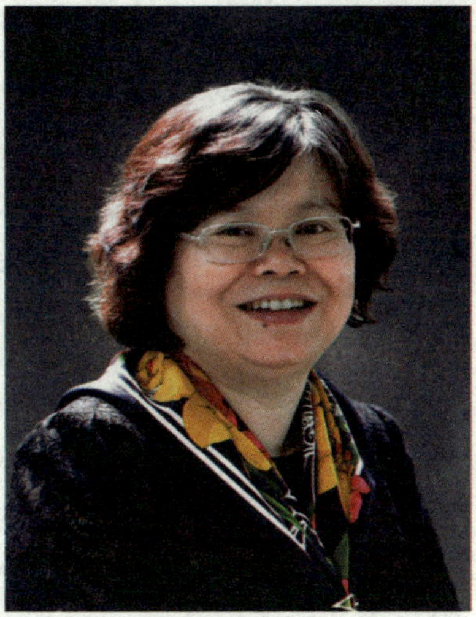

林丽珠，广东省汕头市人，广州中医药大学第一附属医院肿瘤中心主任、教授、博士生导师，肿瘤教研室主任，国内著名中西医结合肿瘤学专家。担任广东省重点学科中西医结合临床医学学科带头人，卫生部临床重点专科学术带头人，全国中医肿瘤重点专科学术带头人；国家食品药品监督管理局（CFDA）药物评审咨询专家；兼任世界中医药学会联合会癌症姑息治疗研究专业委员会会长，中国民族医药学会肿瘤分会会长，中国中西医结合学会肿瘤专业委员会副主任委员，中国康复医学会肿瘤康复专业委员会副主任委员，广东省中医药学会肿瘤专业委员会主任委员，南方中医肿瘤联盟主席等。主持国家“十五”攻关项目、“十一五”支撑计划及国家自然科学基金等课题20余项，获教育部科技进步一等奖等多个奖项。荣获“国务院政府特殊津贴专家”“广东省名中医”“广东省首批中医药领军人才”“中国好医生”“全国最美中医”“广东省优秀临床科主任”等称号，2015年当选全国先进工作者，2017年当选党的十九大代表。

林丽珠工作30余年，始终坚持以患者为中心，倡导“中西结合、带瘤生存、人文关怀”理念，为无数晚期癌症患者带来生命的希望。科研上攻坚克难，硕果累累；教育上含辛茹苦，桃李满天下，带动岭南、辐射全国。构建肿瘤人文病房，成立肿瘤康复俱乐部，组建“天使之翼”志愿服务队，被誉为“让绝症患者不绝望的好医生”。

丛书主编

林丽珠　广州中医药大学第一附属医院

丛书编著者（按姓氏笔画排序）

左　谦　广州中医药大学

付源峰　广州中医药大学

朱　可　广州中医药大学第一附属医院

孙玲玲　广州中医药大学第一附属医院

李佳殷　广州中医药大学第一附属医院

肖志伟　广州中医药大学第一附属医院

余　玲　广州中医药大学第一附属医院

余榕键　广东省人民医院

张少聪　广州中医药大学第一附属医院

张景涛　广东省中山市陈星海医院

陈壮忠　广州中医药大学第一附属医院

林丽珠　广州中医药大学第一附属医院

林洁涛　广州中医药大学第一附属医院

胡　蓉　平安健康互联网医学中心

蔡陈浩　广州中医药大学第一附属医院

翟林柱　广州中医药大学第一附属医院

序

妙手起沉疴，慈心著丰篇

近闻林丽珠教授主编的“健康中国——中医药防治肿瘤丛书”即将付梓，我先睹为快，阅后觉耳目一新。

作为临床医生，平时忙于探索治疗疾病的优势方案以提高临床疗效，关注学术前沿以开拓治疗思路，有所心得写而为文，也多是专业论著，限于行内交流。如何向老百姓宣传医学的知识，使他们更加了解关于肿瘤的那些事儿，呵护宝贵生命，从而避免闻癌色变，进入防治误区呢？现代医学泰斗裘法祖院士曾说：“让医学归于大众。”医生的职责不仅仅是治病，还应该肩负起普及医学知识的社会责任。但将高深芜杂之专业知识科普化、大众化，又岂是容易之事？林丽珠教授的众弟子，均为扎根一线的医生，驭繁为简，历经三载，呕心沥血，终成“健康中国——中医药防治肿瘤丛书”，开启了肿瘤防治知识科普化的新篇章。

21 世纪以来，传染性疾病在很大程度上受到控制，由于人类寿命的延长，老龄化社会的到来，肿瘤疾病遂成为常见病、高发病之一，其流行形势严峻，病死率、致残率高，给个人、家庭、国家带来巨大的痛楚和压力。各国政府每年投入大量的人力、物力对肿瘤疾病进行研究。随着研究的深入，我们正逐步揭开肿瘤疾病的面纱，肿瘤防治也有了长足的进展。因此，2006 年世界卫生组织将肿瘤疾病定义为一种慢性疾病，可防可治，许多肿瘤患者得到及时医治，生活质量大大提高，生存时间也得以延长，治愈的病例不胜枚举。

但在我国，由于健康教育的普及不够，老百姓对肿瘤疾病缺乏正确的防治意识，缺乏行之有效的防治常识。一旦生病，或病急乱投医，或自暴自弃，或讳疾忌医，或迷信民间偏方及保健品等，而对于正规医院的系统医治却有抵触之心，因此常常造成失治、误治、延治，屡屡给生命财产造成损失，无不让人扼腕叹息。

中医药学对肿瘤的防治历史悠久，源远流长，内容博大精深，具有完整的理论体系及丰富的临床实践经验。《黄帝内经》曰：“是故圣人不治已病治未病，不治已乱治未乱，此之谓也。”明确提出了“预防为主、防治结合”的思想，该思想指导着中医药学千百年来的临床实践，积累了丰富的经验。在漫长的历史长河中，中医药学为炎黄子孙防治恶疾、延年益寿做出卓越贡献，所得经验如繁花散落于古籍之中，点缀了中国几千年的文明。

中华人民共和国成立以来，在继承历代医家运用中医药学防治肿瘤的临床经验上，广大中医药工作者发皇古义，去伪存真，并积极吸收现代医学防治肿瘤的知识，形成了新的中西医防治肿瘤理论。在该理论的指导下，医务工作者积极利用一切手段防治肿瘤，并逐步形成和建立了中西医结合肿瘤防治体系，有利于提高中医对肿瘤疾病的防治水平，推广中医药在全球防治肿瘤领域的应用。

林丽珠教授为广州中医药大学第一附属医院肿瘤中心主任，行医三十余载，妙手仁心，大医精诚，诊治屡起沉疴，救人于癌肿苦痛之中。俗话说“授之以鱼，不如授之以渔”，林丽珠教授不仅重视临床实践，还身体力行做了许多防治肿瘤的科普推广工作。其与国医大师周岱翰教授合著的《中医肿瘤食疗学》出版后即一售而罄，2009 年获广州市第二届优秀科普作品积极创作奖，为年度畅销书。林丽珠教授多次受邀主讲防癌科普知识，如“礼来网络大讲堂——肺癌患者教育”“云山大讲堂——防治肿瘤 · 三师而行”“治疗肿瘤，别把中医当成最后的救命稻草”等，受到广大民众的欢迎。

本套丛书从临床实践出发，注重通俗实用，就 12 个常见的肿瘤病种，结合临床病例，用生动有趣的语言，将深奥难懂的恶性肿瘤防治知识通俗化，矫正民众在对防治肿瘤的认识上存在的误区，从而学会正确合理防治恶性肿瘤的方法。

本丛书的出版对宣传肿瘤的防治意义非常，可供普通读者、医学生以及医务人员等参考，故乐为之序。

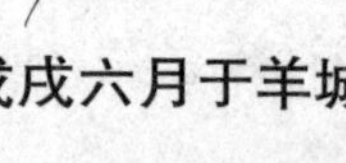

戊戌六月于羊城

目录

引　子

卵巢恶性肿瘤又称卵巢癌，是女性生殖器官常见的肿瘤之一，发病率仅次于子宫颈癌和子宫内膜癌而列居第三位。由于卵巢癌致死率占各类妇科肿瘤的首位，对妇女生命造成严重威胁，因此，卵巢癌特别需要引起妇女朋友的关注。

（一）那些和卵巢癌做斗争的名人

1. 香港名人龚如心

龚如心曾被美国财经杂志《福布斯》评为香港十大富豪之一，也被人们称为“亚洲第一女富豪”。她有一个鲜嫩的绰号——“小甜甜”，她总是微笑着出现在大家面前，她不仅喜欢将头发染成蓝色，并穿着年轻女孩常穿的牛仔“迷你裙”，年近70岁还经常扎着两条长长的发辫出入于社交场所。2006年底，近9年的“世纪官司”宣告结束，龚如心终于打败公公，如愿以偿地独自继承了丈夫的巨额遗产，成为名副其实的“亚洲第一女首富”。可惜这个胜利来到不足6个月，龚如心就被查出患卵巢癌，她远赴美国和新加坡医治，随后返回香港，到养和医院的综合肿瘤中心接受治疗，但始终无法扭转病情，终至逝世。

2. 预防性切除卵巢——备受争议的安吉丽娜·朱莉

2013年5月14日，37岁的好莱坞影星安吉丽娜·朱莉在《纽约时报》发表文章“我的医疗选择”，称她的母亲与癌症搏斗了近10年，最终去世，享年56岁。医生检查发现，朱莉携带有一个缺陷基因BRCA1、BRCA2，大大增加她患乳腺癌和卵巢癌的风险。于是为了预防可能的风险，不让自己的孩子们因此恐惧失去妈妈，她决定采取专业的医学治疗降低患病风险，接受持续3个月的复杂手术，切除双侧乳腺。从2013年2月份开始，直至4月27日，她的双乳乳腺组织全部切除，从而使她患乳腺癌的概率从87%下降到5%。在乳腺切除手术并重塑乳房后，她决定继续进行卵巢切除手术，以彻底降低患卵巢癌的风险。

（二）认识卵巢癌

卵巢癌之所以是妇科肿瘤死亡率最高的恶性肿瘤，是因为卵巢的体积小若橄榄，位于盆腔深部，发病初期常常没有特异性症状，当发现时多为晚期。因此，人们常常将卵巢癌形容为无声的“杀手”。但是卵巢癌早期并不是那么恐怖，可早发现、早治疗。哪些人可能是高危人群，需要引起注意？卵巢癌应如何早期发现、早期预防？本书在“医师篇”将卵巢癌的早期信号、卵巢癌的高危人群以及卵巢癌预防、筛查的相关内容一一做了介绍，希望能帮助女性朋友进行更好的预防和筛查。

女性阴柔的个性使得妇科肿瘤患者患病后心理问题更加严重，并且不易被察觉，因此，妇科肿瘤患者的心理问题更应该得到医生及其家属的关注。患者在怀疑自己患了肿瘤或已被确诊为肿瘤时，往往会产生各种复杂的心态。很多患者很恐慌，茫然不知所措，吃不下、睡不香，非常无助，觉得自己是最悲惨的，仿佛世界末日到了一样。而患者家属对于是否将真实病情告知患者也有诸多顾虑。由于人们对肿瘤的认识各不相同，加之每个人的人生观、价值观、心理素质以及性格、修养也不相同，所以对患肿瘤所产生的心理活动也不尽相同。其实，患者的情绪或家属持有何种心态，对肿瘤的治疗及康复至关重要。本书在“禅师篇”向读者介绍了妇科肿瘤患者常有的情绪问题及处理方法，以及医生、家属、患者如何构建稳固的三方关系来支撑患者脆弱的心理。

防治卵巢癌，需要努力做到“三师而后行”，做好“医（药）师”（医药防治）、“厨师”（食物防治）、“禅师”（心理防治）和“行者”（起居保健）四方面，才能更好地做到早期预防、早期诊断、合理治疗。

医师篇

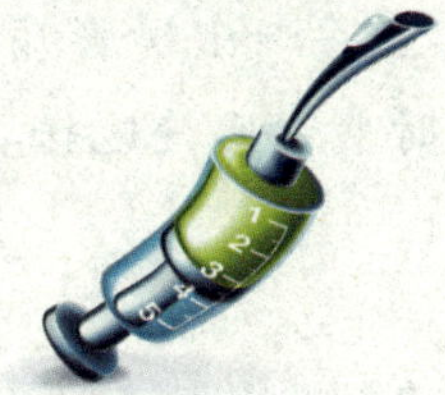

医师指导，合理用药
早期诊断，早期治疗
中西并重，早日康复

一、卵巢癌有哪些危险信号

卵巢癌可以说是妇科肿瘤死亡率最高的恶性肿瘤。卵巢癌初期常常没有特异性症状，因此，很多人认为卵巢癌早期不能被发现。其实卵巢癌早期出现的症状并不少，只是人们对于它所发出的信号还不擅长破译。下面我们结合几个案例来具体分析卵巢癌典型的危险信号。

（一）月经不规律小心卵巢癌

王女士，35 岁，最近不是月经期也经常出血，还有脓块，吃了几天益母草冲剂，无任何效果，且逐渐出现腰痛反复不止，去医院检查被确诊为卵巢癌晚期，王女士顿时感到天旋地转。

按语

王女士的发病症状在卵巢癌患者中较为典型。有一半左右的卵巢癌患者月经不正常，阴道会有不规律出血，出现月经过少或闭经等症状。然而也不是所有的卵巢癌患者都有月经失调的症状，部分卵巢癌患者可能出现性激素分泌紊乱，出现女性第二性征异常。如果患者绝经后再次来潮也应考虑卵巢癌的可能性。

卵巢癌早期患者一般未发现肿物，当肿瘤开始向周围组织浸润或压迫神经，在体位改变或剧烈运动时，能引起腰骶部或腰腹部的不适或疼痛。这种不适时隐时现，而患者常可忍受。但随着病情的进展，症状会逐渐加重，其性质由隐隐作痛到钝痛，甚至呈较为剧烈的疼痛。

（二）胃肠不适——卵巢癌“红牌”警告

麦女士，46 岁，于 2017 年 10 月 4 日无明显诱因出现上腹部胀痛，伴有恶心，无呕吐，进食后加重，遂到当地医院给予护胃等处理，但症状未见好转，再至某三甲医院就诊，经检查是卵巢癌晚期。

按语

多数患者在卵巢癌早期有腹胀、厌食、易饱、便秘、身体消瘦等症状。由于卵巢癌肿块压迫胃肠道，导致患者食量减少及厌食、腹胀，使患者日益消瘦，贫血乏力。这些卵巢癌早期症状很容易被当作消化系统疾病来治疗，需特别注意。如连续两周以上出现上述症状，应到医院就诊排查相关疾病。

（三）“大肚子”内藏肿瘤

来自佛山的高一学生阿清，身材窈窕、清纯秀美，但令她烦恼的是近一年多来，“小肚子”渐渐大了起来！小清以为是自己胖了，于是拼命减肥。可减来减去，脸颊尖了，肩膀瘦削了，大腿小了，就是不见那该死的“肚子”平下去。遗憾的是，无论是小清自己，还是她妈妈，都以为那渐渐隆起来的腹部是因为肥胖，没想到是病。前不久，学校组织学生体检，医生发现小清的“肚子”内有一包块，经B超及其他检查，确诊为右侧巨大卵巢肿瘤，其状如怀孕6个月。经过诊断，医生为小清施行了卵巢瘤切除术，小清的“肚子”这才平了下去。

59岁的苏太（化名），两年前发现自己逐渐拥有一个“大肚子”，而且过往穿过的裤子也变得不合身。起初她以为自己只是肥胖，腰围从107厘米增长至127厘米后，才求医诊治。经检查发现，苏太已是卵巢癌末期，癌细胞更扩散到肺部。接受化疗后，苏太的肿瘤明显缩小。

按语

不少女性都受到“大肚子”的困扰，由于腹部是最容易囤积脂肪的部位，所以许多女性对自己悄悄长出来的“大肚子”并不在意，人们会自然将其归罪于肥胖。在卵巢癌早期，因为卵巢肿瘤使周围的韧带受到压迫、牵拉，加之少量腹水的产生，患者往往发觉腹围增粗，常有腹胀感。

当肿瘤较小时只有在超声检查时才能发现，当肿块逐渐长大超出盆腔时，按压腹部可以触到肿块。多数患者在早晨醒来膀胱充盈时无意间可能会摸到下腹部有肿物，应予以高度警惕。

更年期女性是卵巢癌的高危一族，建议更年期女性定期接受妇科检查。由于卵巢癌多见于停经后的妇女，已停经的妇女如遇腹围增大同时伴持续腹部不适、腹胀等症状，切勿以为是一般肥胖，应及时就诊。

（四）下腹坠胀警惕卵巢癌

近半年来，张姨总是觉得自己的“小肚子”不是很舒服，但是吃饭、睡眠、干农活什么都不影响。有时候自己摸摸，好像有一小块比其他地方硬了点，也不知道是否属于异常。就这样大半年过去了，张姨觉得肚子越来越不舒服了，有点隐隐的疼痛，有时候又觉得肚子胀胀的，她慢慢发现肚子里那点硬硬的东西比之前更大了。在家人的催促劝说下，张姨来到广州看病，经检查是卵巢癌晚期。

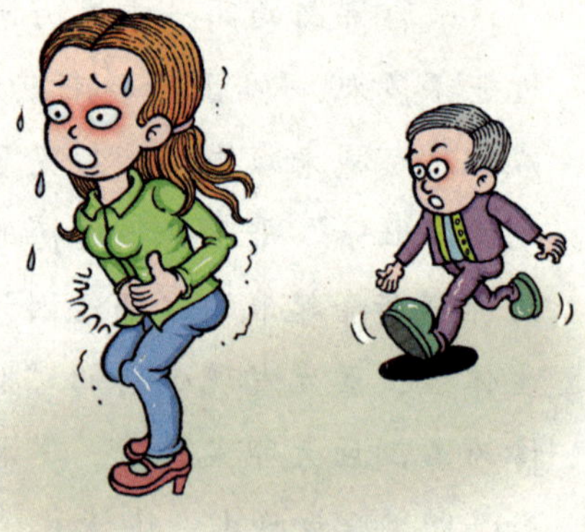

按语

下腹坠胀可见于多种妇科疾病，如妊娠以及肠道、膀胱尿道疾病等。女性朋友如果经过治疗反复不愈，要警惕卵巢癌的可能。小腹胀是卵巢癌常见的早期症状，常在未触及下腹部肿块前即可出现。究其原因可能在于，肿瘤本身压迫直肠，加之腹水的发生，使患者活动时常有下腹坠胀感。当出现并发症如卵巢蒂扭转、破裂、感染时可出现突发下腹部疼痛。因此，有不明原因腹胀的妇女，尤其是更年期的妇女，应及时做妇科检查。

（五）长期便秘要警惕卵巢癌

杜阿姨，长期便秘，一直使用“肠毒清”等调理，近来，效果越来越差，连续10余天未解大便，肚子胀，恶心欲呕，胃口差。家里人认为是肠梗阻，便带她到医院就诊，经检查，是因为巨大卵巢肿瘤压迫直肠导致便秘。

按语

因大肠下段和卵巢都位于骨盆腔内，当女性罹患卵巢癌时，卵巢肿瘤增大会压迫直肠导致排便困难。一般出现便秘多数人都不会想到是卵巢癌，但便秘确实是卵巢癌的一个症状，有时可能是唯一症状，处于更年期的妇女不应忽视对相关疾病的排查。长期便秘的患者要警惕卵巢癌的可能性，但这并不是说长期便秘会引发卵巢癌。长期便秘会使人体的毒素增加，但和妇科疾病没有直接联系。

（六）尿频、尿急治不好，可能是卵巢癌作梗

陈女士，54岁，近期出现尿频、尿急、肚子胀，在门诊开了一些药物服用，好转了一些。过一段时间她又出现了尿频、尿急，反反复复治不好，到医院就诊，经检查为卵巢癌压迫膀胱。

按语

巨大的卵巢肿瘤可压迫膀胱，导致尿频、排尿难、尿潴留。一旦卵巢肿瘤在盆腔长大固定，可压迫盆腔静脉，致使血流不畅或影响淋巴回流，时日一长患者就会出现下肢、外阴部水肿。若反复治疗无效，此时应想到卵巢癌作祟的可能。

以上几个案例给我们呈现了卵巢癌发病的一些早期信号和典型症状，如腹胀、尿频、腹痛、腹围增大、绝经后再次来潮、食欲不振、便

秘，此外还有胃胀气、原因不明的体重减轻等症状。以上症状如果有一种甚至几种，或持续出现，就不应该麻痹大意，要及时去医院就诊，及早确认病情，以便更好地进行治疗和康复。

二、哪些人容易患卵巢癌

卵巢癌可发生在任何年龄，其中更年期与绝经期的妇女是发生卵巢癌最为常见的人群，然而，现在也出现了20岁以下的卵巢癌患者。不同类型的卵巢癌年龄分布也不同。卵巢上皮癌40岁以后迅速增加，高峰年龄为50～60岁，到70岁以后逐渐下降；性索间质肿瘤的发病情况与卵巢上皮癌相似，发病率随年龄增长而上升；而生殖细胞肿瘤多见于20岁以下的年轻女性。

著名影星安吉丽娜·朱莉因自己罹患乳腺癌及卵巢癌的风险极高而行双乳切除、卵巢切除以防止罹患癌症的事，引起了全世界的热烈关注，也引起了众多女性的担忧：自己是不是容易得卵巢癌呢？有必要做如此积极的预防切除吗？如同大多数癌症一样，卵巢癌的发病原因并不明确。在卵巢癌的所有高危因素中，卵巢癌家族史是卵巢癌发病的最重要的危险因素，有卵巢癌家族史的妇女，70岁前发生卵巢癌的风险为10%。在卵巢癌患者中有5%～10%属遗传易感者，具有卵巢癌家族史的一级亲属患卵巢癌的风险较一般人群高50%。研究表明，携带卵巢癌易感基因的妇女，一生当中患卵巢癌的风险高于正常妇女2～4倍。

除遗传因素外，下面重点介绍几类易患卵巢癌的高危人群。

（一）卵巢癌爱袭击“丁克”的大龄女

菲菲是一家外企的客户经理，工作异常忙碌，30岁还不愿意生儿育女，后来在婆婆的眼泪攻势中“备孕”了一年也没怀孕。她到医院做了检查，结果显示卵巢功能低下，若不治疗便难以自然怀孕。可菲菲并不在意，她与老公商量：“既然生不了孩子，那我们干脆‘丁克’吧，这样就能把更多的精力投入到事业中了，生活也更自由自在。”事业心极强的老公也同意。可是5年后，菲菲却患上了卵巢癌。医生遗憾地表示，如果她当初能好好地调理卵巢功能并孕育孩子，患癌的风险将会大大降低。

按语

时下像菲菲这样的年轻女性越来越多，怕身材走样、忙于工作和事业、怕生了孩子增加负担，只想过二人世界，“丁克”一族为拒绝生育总能找出各种各样的理由，并且随着观念的改变，时下的“丁克”家庭越来越多。当然时下生活压力大，生活节奏快，患有不孕症的女性也越来越多。然而要知道，未生育的妇女卵巢肿瘤的发病率高于有生育史的妇女；终身不孕的女性属卵巢癌高危人群。

不怀孕的女性每个月都会排卵，排卵会对卵巢造成一定的损伤，身体需要长年累月地产生新的细胞来修复受损部位，而新细胞在产生过程中很可能发生变异，出现癌变。研究结果表明，女性在一生中如果有一次完整的孕育过程，就能提高10年预防卵巢癌、乳腺癌等妇科肿瘤的免疫力。妊娠期间卵巢停止排卵，产后哺乳期卵巢也有一段时间不排卵，因此一次生育可以让卵巢休息养护一年多，减少对卵巢的伤害，降低卵巢癌的发病率，也推迟了更年期的到来。此外，一些女性本身患有子宫内膜异位症、子宫腺肌症、子宫肌瘤等疾病，导致不孕症，这些疾病也会增加妇科癌症的发病率。

因此，奉劝时下的女性朋友，不要以为生育只会让你的身材变形，它还能延长你的青春期，在无形中为你的健康保驾护航。生个宝宝，既能有一个更为完整的家庭，又能降低卵巢癌的发病率。

（二）卵巢癌青睐“白骨精”

谢律师属于眼下流行称呼的“白骨精”（女白领 + 骨干 + 行业精英）中的一种，一年前，她在体检中查出患卵巢囊肿，医生建议住院进一步检查治疗。但因为工作繁忙，她不愿离开岗位住院，一直在服药物保守治疗，治疗也不规律。由于拖延治疗，当谢律师去医院全面检查治疗时，病情已进展为卵巢癌Ⅳ期。

按语

为什么“白骨精”们会受到卵巢癌青睐呢？这主要是由她们的生活方式决定的。“白骨精”们职场压力大，经常加班熬夜，爱喝咖啡，嗜辛辣食物和烟酒，喜欢泡吧。殊不知现代的生活方式使得妇科疾病悄然来袭，如高蛋白饮食让体内激素始终处于一个较高水平，大大增加卵巢癌的发病率；“洁癖”使她们习惯了使用各类妇科护理液，破坏了体内酸性环境；竞争压力大导致机体免疫力下降也是主要原因。

曾有研究人员对卵巢癌患病与夜班工作之间的关系进行调查研究，结果显示，1/4 的晚期卵巢癌患者和 1/3 的早期卵巢癌患者表示工作期间曾有持续 2～3 年经常熬夜、上夜班等，而未患病组中仅有 1/5 的患者表示经常上夜班。经常熬夜者比正常时间入睡者患卵巢癌的风险高一倍，且在 50 岁以上的女性中更显著。经常熬夜、上夜班等，会扰乱人体生物钟，使睡眠荷尔蒙，即褪黑素的分泌受到影响，可能导致癌症的发生。

（三）依赖雌激素的冻龄女神易招惹卵巢癌

王女士，55 岁，4 年前停经，停经后王女士发现自己的皮肤皱纹增多，光滑度下降，并出现了尿频现象。为了减轻这些身体逐渐衰老的症状，王女士开始自行购买一些含有雌激素的药物服用，一服就是 4 年。不久前王女士由于便秘来医院门诊就诊，经检查为卵巢癌。

按语

每个女性都想永葆青春美丽，而女性年轻美丽的奥秘就在于体内的雌激素。雌激素主要由卵巢分泌，肾上腺也可分泌一小部分，再随着血液遍布全身。当我们进入青春期时，雌激素水平大幅度提高，促使我们的身体发育产生一个飞跃：性器官——阴道、子宫、输卵管及卵巢发育成熟；脂肪增加并更多地分布在胸部和臀部，形成女性特有的柔美曲线；皮肤柔腻，嗓音清悦。然而随着年龄的增长，女性体内的雌激素会在 35 岁以后逐渐下降，色斑、肥胖、骨质疏松、失眠等一系列衰老现象随之而来。

给更年期女性补充雌激素的观点在 20 世纪八九十年代医学界曾非常盛行。然而，这种为女人保存美丽的治疗方法的背后，可能隐藏着更大的危机。已有多项研究显示雌激素的使用与卵巢癌的发生有关。国际权威杂志《柳叶刀》2015 年 2 月在线发表的一篇研究，对比了 12 000 位卵巢癌患者与无卵巢癌的女性，发现使用雌激素与患卵巢癌有关。丹麦癌症学会的研究人员指出，如果妇女在激素替代疗法中减少雌激素的日摄入量，那么就可大大降低罹患卵巢癌的风险。研究人员报告说，共有 1 487 名 35～79 岁的妇女参加了研究，其中 376 人为未行子宫切除的卵巢癌患者，1 111 人为健康妇女。其中部分妇女接受了激素替代疗法，她们的雌激素日摄入量从 0.04 克到 41.1 克不等。研究人员在研究分析后得出结论：绝经期前后妇女雌激素的日摄入量每增加 5 克，其罹患卵巢癌的风险就上升 1/3。

事实上，每一个健康的成年女性，自身都有分泌雌激素的功能，并保持着微妙的平衡。因此，除非治疗某些疾病需要，大部分人并不需要外来的雌激素。雌激素的补充应该是非常严格的。没有肿瘤家族史、血栓性疾病及病情较重（包括失眠、情绪不稳、骨质疏松等）的患者可使用性激素替代疗法，但要到正规医院在医生指导下合理应用。

（四）月经不调女性小心卵巢癌

55岁的王女士至今还没有绝经，但月经不是很多，而且也没有规律。看到身边的同龄人都绝经了，她担心自己是不是患了什么病。王女士因此到医院进行检查，发现患上早期卵巢恶性肿瘤。

按语

女性初潮早、绝经晚，发生卵巢肿瘤的可能性很大。一项来自美国《肿瘤流行病学》的研究报告显示，女性一生中的排卵周期越多，发生卵巢癌的危险性就越大。同时，在已患上卵巢癌的女性当中，初潮早、绝经晚导致月经周期延长的女性，15年生存率也相对偏低，仅为33.3%；而月经周期最短的女性，15年生存率可达56.7%。

根据国家卫生部门的统计，我国妇女平均的绝经年龄在49岁左右。在55岁之后绝经的妇女称之为“迟发绝经”，迟发绝经的妇女一定要定期去门诊体检排查卵巢肿瘤。

除到绝经年龄不绝经外，其他如伴有月经量过多，行经期过长或经期以外的不规则阴道出血，在腹部触到了包块或出现了诸如胡须、声音变粗等某些男性化体征等情况，也应警惕卵巢癌的可能。

另外，如果长期月经不调（月经周期超过35天或长期的少经、无经），也是卵巢癌的高危因素。奥克兰公共卫生学院儿童健康与发展研究中心的流行病学家Barbara Cohn研究发现，月经不调的女性在70岁前患卵巢癌并死亡的概率比月经正常女性高出两倍，且这种关联随年龄增长而加大。他认为月经不调导致的卵巢癌风险与家族史遗传风险一样严重。

（五）“三高”女警惕卵巢癌

王阿姨，60 岁，因便秘 7 天来医院就诊。王阿姨 156 厘米的个子有 90 公斤，体型肥胖，平常有高血压、高血脂、高血糖，因为常年便秘，平常很喜欢吃酱牛肉、猪大肠、猪蹄来“润肠道”。经检查发现，王阿姨的“大肚子”里藏了卵巢肿瘤，因肿瘤压迫直肠导致便秘。

按语

与宫颈癌不同，卵巢癌是一种富贵病，在城市里发病较多。统计显示，珠江三角洲地区的城市妇女乳腺癌、卵巢癌、子宫内膜癌的发病率要高出中西部地区，而且患病女性的年龄日趋年轻化。卵巢癌的疑凶并不是性开放和性不洁，而是经常进食油炸食品和高脂食品等。

城市女性卵巢癌发病率较高的原因之一，是由于在城市生活的女性普遍较在农村生活的女性经济状况好，日常高蛋白、高脂肪摄入得较多。蛋、肉在煎炸过程中会产生胆固醇氧化物等多种产物，这些产物具有很大的细胞毒性作用，对女性卵巢、乳腺、子宫组织尤其有亲和性，对促发卵巢癌等现代妇科病的危险性很大。研究发现，妇女经常吃煎炸蛋、肉会增加患卵巢癌的危险性，如每隔两天吃一次比一周吃一次患病率高 3 倍，比一个月吃一次高 5 倍。此外，患现代妇科病与经常进食炸土豆及其他煎炸烧烤食品也有关，这些食品中的焦脆部分含有强致癌物——3,4- 苯并芘。

城市高发卵巢癌的另一个原因是，城市内应酬多，而高脂肪饮食是卵巢癌的罪魁祸首。相对于低脂肪饮食而言，前者患卵巢癌的风险显著增加可能与高脂肪饮食引起促性腺素分泌过多有关。而蔬菜纤维则可以明显降低卵巢癌的发病风险，每天摄入 80 克蔬菜就可使卵巢癌的发病风险下降 35%。

而肥胖也是导致卵巢癌的高危因素。肥胖和这些癌症的关系可能与肥胖者身上脂肪过多、刺激体内激素水平升高相关，如脂肪细胞能释放雌激素，会增加女性肥胖者患癌的风险。

除了以上危险因素外，以下不良生活习惯也是诱发卵巢癌的帮凶，请女性朋友在日常生活中注意改正。

（1）主动或被动吸烟。吸烟与卵巢癌的发生也有关系，澳大利亚一项研究提示，虽然卵巢癌并不像肺癌那样与抽烟有很强的联系，但女性烟民患上卵巢癌的可能性比不抽烟的要高出一倍。

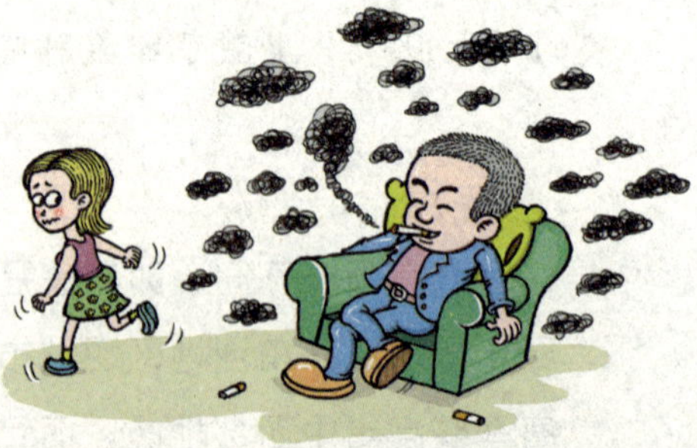

（2）私密处使用爽身粉。在炎热的夏秋季，很多妇女喜欢在洗浴后在外阴部、大腿内侧、下腹部、腋窝等处撒上爽身粉。妇女盆腔内的脏器与外界相通，搽在外阴、大腿内侧、下腹等处的爽身粉甚至环境中的粉尘微粒，都可通过外阴、阴道、宫颈、宫腔及开放的输卵管进入腹腔，并附着积聚在输卵管、卵巢表面，刺激卵巢上皮细胞增生，这种长期慢性反复刺激便可诱发卵巢癌。为预防和减少卵巢癌的发生，妇女和女婴在洗浴后不宜在外阴等部位搽以滑石粉为主要原料的爽身粉及其他粉剂。

（3）频繁接触电脑辐射。研究显示，电脑辐射会影响卵子质量，应尽可能地远离电脑辐射，最好的方法是为笔记本电脑充好电，拔断电源，用电池工作。别将手机放进裤兜或靠近腹部。

三、卵巢癌对患者生活有哪些影响

（一）得了卵巢癌是否还能过性生活

治疗后的卵巢癌患者完全不必对性生活感到恐惧或失去信心。在治疗结束后 3 个月，体力恢复正常，并经医生检查证实癌肿已完全控制后，可逐步恢复正常的性生活。

而对于卵巢癌晚期无法行根治性手术及放疗的患者、局部瘤灶无法控制者，最好不要进行性生活。

（二）得了卵巢癌还能不能要宝宝

卵巢的一个重要功能是帮助排卵完成受孕。尽管卵巢癌患者多处于更年期或绝经期，但仍有部分年轻患者有保留生育功能的需求。卵巢癌术后还能保留生育功能吗？随着医学技术的不断成熟和发展，国内外已有众多保留生育功能的卵巢癌手术。研究证实，其有一定的安全性及可行性。保留生育功能的卵巢癌手术术后辅以相应的治疗是可以达到与根治术一样的疗效，但具体应根据自己的情况咨询专业肿瘤医生意见。

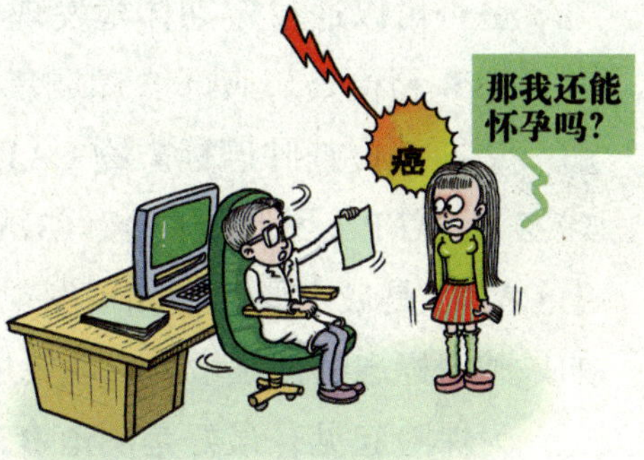

卵巢恶性生殖细胞肿瘤对化疗敏感，预后好；卵巢性索间质肿瘤通常为早期，低度恶性，很少危及生命，因而罹患这两类肿瘤的年轻女性能保留生育功能已是共识。早期卵巢上皮癌预后良好，使卵巢癌患者手术后保留生育功能成为可能。完成生育之后，一般认为应该切除对侧卵巢和子宫。

（三）卵巢癌手术后是否可以服激素延缓衰老

切掉卵巢，意味着更年期提前到来，女性将迅速进入绝经期，抗衰老能力降低。此外，失眠、多梦、盗汗、潮热、烦躁易怒、精力体力下降、记忆力减退等情况频发，会严重影响患者的生存质量。因雌激素是导致卵巢癌的重要原因，对于卵巢癌患者一般要求减少雌激素的摄入以减少复发，因此不推荐卵巢癌患者服用激素延缓衰老。

四、卵巢癌如何做到早发现

（一）是否可以通过定期体检发现卵巢癌

是否可以通过定期体检发现卵巢癌？答案是肯定的。主要检查手段有：① B 超检查。腹部 B 超或者阴道 B 超都可以，已婚妇女需做阴道 B 超。②抽血检查肿瘤标志物 CA125（癌抗原 125）、CA19-9（糖链抗原 19-9）、AFP（甲胎蛋白）、CEA（癌胚抗原）。对于卵巢癌肿瘤标志物中 CA125 是最主要的，如果发现异常就要跟踪观察，每个月检查一次，如果肿瘤标志物持续增高，就要进行进一步检查和治疗。

为保险起见，最好是阴道 B 超、腹部 B 超都做。阴道 B 超对存在于盆底的卵巢肿瘤看得比较清楚，转移到腹部上面的肿瘤就要靠腹部 B 超检查。建议 B 超检查是月经结束后两三天时做比较好。经常有患者看到 B 超报告，卵巢囊肿直径两三厘米就很紧张，其实有些报告的囊肿是一个排卵的卵泡，或者是排卵以后形成的一个黄体，因此在排卵期行 B 超检查就很容易跟卵巢肿瘤区别不开。

需要向大家说明的是，由于人群中卵巢癌的发病率低，即使应用高特异性的检测方法，阳性预测值仍然很低。

（二）卵巢癌肿瘤标志物 CA125 升高有什么意义

CA125 是卵巢癌的特异性标志物，存在于上皮性卵巢癌组织和患者的血清中，主要用于辅助诊断上皮性卵巢癌。因此，CA125 是卵巢癌筛查的主要指标之一。

然而，需要明确以下两点。

第一，单纯 CA125 升高，莫要谈之色变。CA125 升高不全是恶性肿瘤的原因。除卵巢恶性肿瘤导致 CA125 升高外，某些良性疾患其亦有增高趋向，妊娠前 3 个月内也有 CA125 增高的可能，因此大家不要过分紧张。一般临床上发现卵巢可疑肿块，伴 CA125 大于 35 时考虑有恶性可能，当 CA125 大于 70 时考虑恶性的可能性大。

第二，CA125 阴性不代表无事。首先，不是所有类型的卵巢癌均伴随着 CA125 明显升高；CA125 升高主要见于上皮性卵巢癌，年轻女性常见的卵巢生殖细胞肿瘤 CA125 不一定升高。其次，早期卵巢癌 CA125 不一定升高。

（三）哪些人需要定期进行卵巢癌筛查

目前，卵巢癌筛查的目标人群主要是遗传性卵巢癌家族的高危人群和 50 岁以上的绝经妇女。已有研究证实在高危人群中进行筛查是目前早期诊断卵巢癌的有效手段，且筛查组卵巢癌患者的生存期明显延长。50 岁以上妇女每年应进行妇科检查，尤其是月经初潮早、绝经晚、痛经、独身、不孕、子宫内膜异位者，并有卵巢癌家族史的人群更应定期体检，最好每半年检查一次，以排除卵巢肿瘤。

筛查时最好配合 B 超检查及检测 CA125 及 AFP 水平，可以提高卵巢癌变的发现机会。对于卵巢实性肿瘤或囊肿直径大于 5 厘米，治疗后无明显缩小者，应及时手术切除。盆腔肿块诊断不清或对症治疗无效者，应及早行腹腔镜检查或剖腹探查。

没有条件进行定期体检的女性朋友，要了解卵巢癌发病的一些早期信号和典型症状，诸如月经紊乱、腹胀、胃肠道不适、下腹部不适、腰痛、下肢及外阴水肿、尿频尿急、便秘等，要及时到医院就诊。尤其对常见卵巢病变，如卵巢囊肿，别轻易认为是良性病变而置之不理，必须到医院定期检查。

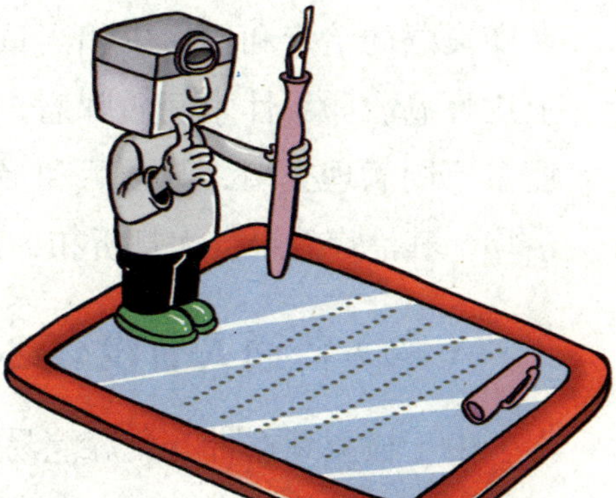

（四）卵巢囊肿会不会癌变

很多人做B超检查时发现卵巢囊肿后会很惊慌，生怕自己患癌，希望尽快切除。其实，卵巢囊肿是良性肿瘤，在治疗上不必急于切除，而要耐心观察，区别对待。患者可以每半年进行一次超声检查，如果囊肿变小，就不需要手术治疗，而囊肿变大的患者则需要尽早切除了。

卵巢里还有一大类肿瘤叫畸胎瘤。畸胎瘤多数是成熟的。成熟的畸胎瘤就是良性的，手术切除就没问题了；不成熟的畸胎瘤则有可能是恶性的。

（五）确诊卵巢癌是否一定要活检

在卵巢癌的诊断上很多患者及其家属都存在误区。当出现月经紊乱、腹胀、胃肠道不适、下腹部不适等卵巢癌典型症状时，临床医生经CT（电子计算机断层扫描）、MRI（核磁共振检查）等影像学无创性检查后会给予初步诊断结论：考虑为卵巢癌可能性大。因为担心活检有创性操作的风险，很多患者家属会要求直接开始治疗。其实，这种做法是不可取的。

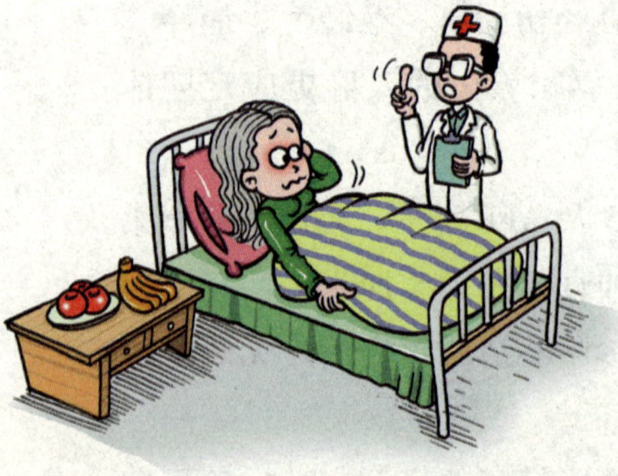

首先，大部分穿刺活检术是比较安全的。其次，卵巢癌的病理诊断在卵巢癌的治疗和预后中相当重要。卵巢癌包括多种病理类型，如卵巢上皮性癌、卵巢性索间质肿瘤、卵巢恶性生殖细胞肿瘤、卵巢转移性肿瘤。不同病理类型，其预后和治疗方法截然不同。不根据病理类型进行治疗，其治疗效果会大打折扣，甚至适得其反。

（六）普通人有没有必要检测卵巢癌易感基因

由于检测到携带有乳腺癌易感基因1（BRCA1）、乳腺癌易感基因2（BRCA2），使安吉丽娜·朱莉进入卵巢癌、乳腺癌的高危人群之列，促使安吉丽娜·朱莉毅然地切除了自己的乳腺、卵巢和输卵管。那么大家是不是都应该去检测有没有携带这类基因呢？

答案是否定的。如果你的家族中有多个亲属患有乳腺癌或者卵巢癌，例如你的母亲、亲姐妹等一级亲属是乳腺癌或卵巢癌患者，那么建议你检测 BRCA1、BRCA2 基因。如果你家族中并没有这样的病史，就没有必要常规检测 BRCA 基因。

五、卵巢癌治疗的疑问与误区

（一）手术是卵巢癌治疗的基石

王先生是一个来自潮汕的农民，他的太太因为腹胀到医院就诊，并进行了一番检查。医生告诉他，他的太太确诊为卵巢癌，并且已经转移到腹膜等位置，引起了腹水。听到这些，王先生脱口而出的第一句话就是：那就是没得救了。

有的患者家属会问：“她肿瘤这么大，情况这么重，做不做手术有多大区别？”“我妈妈是卵巢癌Ⅰ期，可以只化疗不做手术吗？”

手术治疗是一种有效的治疗手段，但创伤性也极大，因此，对于肿瘤患者来说，是一个非常艰难的选择。手术能带来多大好处？患者的体质是否适合手术？如果不适合手术患者好转的可能性是否会减小？是否有其他治疗手段可以代替手术以避免手术的创伤？手术后是否能恢复？种种问题困扰着患者及其家属。

其实，手术治疗在卵巢癌治疗中有非常重要的地位，可以说手术是卵巢癌治疗的基石。跟其他肿瘤不一样，卵巢癌即使到了晚期，还是有手术价值。其他肿瘤如肝癌、肺癌等恶性肿瘤，到了Ⅲ期，手术的机会就非常小了，即使做了手术，也很容易复发、转移。卵巢癌的生物学行为与其他肿瘤最不一样的地方，是卵巢癌一般都局限在腹腔、盆腔内转移。因此，对于局限在腹腔、盆腔内的卵巢癌，即使出现腔内转移也推荐患者进行手术治疗。对于卵巢癌来说，从Ⅲ期发展到Ⅳ期需要比较长的时间。

关于患者是否能耐受手术，主要根据患者的心、肺、肝、肾等脏器的功能判断。大部分患者能耐受卵巢癌的手术治疗。

（二）卵巢癌手术后是否可以高枕无忧

55 岁的王女士因绝经迟到医院进行检查，及时发现了早期卵巢恶性肿瘤。在医院进行了卵巢癌切除术后，王女士就出院了。因为是早期，王女士以为手术后就痊愈了，也没有定期去复查。结果 1 年后就出现了肺部转移。

经常听到有的患者说：“很庆幸我的癌病是早期，做完手术就没事了吧。”

像王女士这样以为早期卵巢癌做完手术就治愈的患者不在少数。很多的卵巢癌患者认为手术已经切除了瘤体，没有必要再进行治疗，这样的认识是错误的。卵巢癌是非常容易复发的癌肿。当手术尽最大可能地切除了所有肉眼可见的瘤体后，大部分患者体内血液中仍存在残留的癌细胞，需要通过化疗来进行抑制和杀灭，并应长期予以随访和监测。一般来讲，卵巢癌复发多在 3 年以内，因此就检查频率来讲是先密后疏。

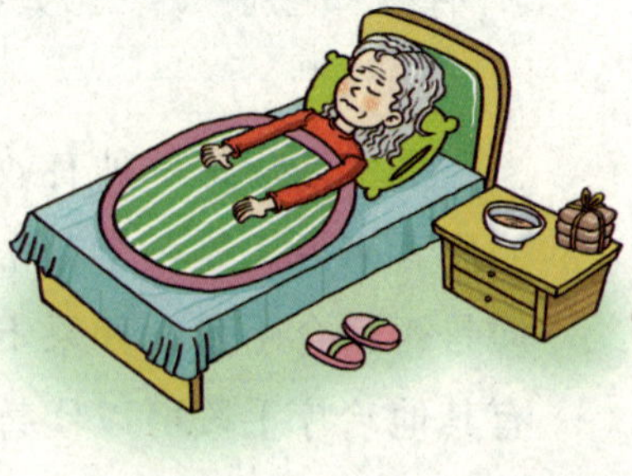

也有很多患者终日陷入复发的恐惧、焦虑中不能自拔，并且以为化疗的次数越多越好。恐惧、焦虑是女性患者常有的心理问题，这种心理状态非常不利于卵巢癌的康复，因为恐惧、焦虑可降低免疫力，更加容

易导致卵巢癌的复发。其实，卵巢癌手术后做到定期随访监测，能及时地发现复发，再通过合理规范的治疗，可以极大地延长生存期，提高生存质量。不要等到全身多发性癌转移，身体体质非常虚弱，才到医院诊治，这时已经失去了诊治机会。

（三）卵巢癌手术后应不应该进行化疗防止复发

李律师是个典型的“白骨精”，这个满怀抱负的女性对生命有着无尽的热爱。然而，很不幸，长期的操劳忙碌、连续熬夜及国内外出差使她的身体越来越吃不消，在一次单位体检时查出了卵巢癌广泛转移。在医院做完减瘤手术后，继续行化疗控制转移灶。渐渐地，随着化疗疗程的增多，李律师的骨髓造血功能越来越难以恢复，身体也消瘦了很多，食欲差，吃不下饭。在第五个疗程结束后，因为出现重度骨髓抑制，诱发了肺部感染。经过积极的抗感染及营养支持治疗后终于逐渐好转。医生告诉她，尽管化疗对她的病比较敏感，但由于她的身体耐受性差，建议先进行较长一段时间的调理，待身体条件好转后，再继续化疗。然而，李律师担心如果失去化疗药物的控制，身体内的那些“小恶魔”会“唰”地一下子疯长出来。在感染好转后仅10天，她就反反复复要求医生继续给她行化疗。

经常有患者问：“做完手术后医生告诉我要化疗，其他人的情况怎样？该不该做？我能不能做？”

有的患者认为手术后身体已经很虚弱，耐受不了化疗；有的患者认为化疗1～2次就可以了，化疗过多会导致免疫力降低，身体虚弱，不利于身体康复；也有很多患者认为，不管身体情况如何，化疗次数越多，效果越好。

其实，卵巢癌手术后化疗的目的主要是防止复发。研究表明，早期卵巢癌复发率约20%，晚期复发率为60%～85%。化疗疗程数不足是卵巢癌手术后短时间内复发的重要原因，但手术后进行过多的化疗并不会增加预防复发转移的疗效，却对患者造成更大的损伤，引起疲倦、乏力，导致生存质量下降，影响患者的恢复。

卵巢癌手术后化疗的次数应根据患者不同的分期和病理分级、患者的体质情况来定，不同的患者需要的化疗次数不一致。一般来说，肿瘤早期局限在卵巢，病理提示恶性程度较高可以行 3 ～6 周期的化疗。如果肿瘤有扩散，则需要行 6 ～8 周期的化疗，来遏制和杀灭肿瘤细胞。

有的患者说："本来刚刚做完手术已经感觉很虚弱了，如果再进行化疗我怕会撑不过去。"

有很多患者认为自己虚弱，不能耐受化疗。关于患者能否耐受化疗应听从专业医师的意见。当然化疗也不是必须要完成规定的次数，当患者体质虚弱，不能耐受化疗时，强行化疗反而可能造成致命性的副反应。因体质虚弱，无法坚持完成规定疗程的患者也无需过于担心、焦虑，只要做到定期检测、合理调理身体，做到复发早发现，就能获得更多的治疗机会。并且，据观察，中医药在预防卵巢癌复发方面有不错的疗效，不能耐受化疗的患者可选择用中医药来预防复发。

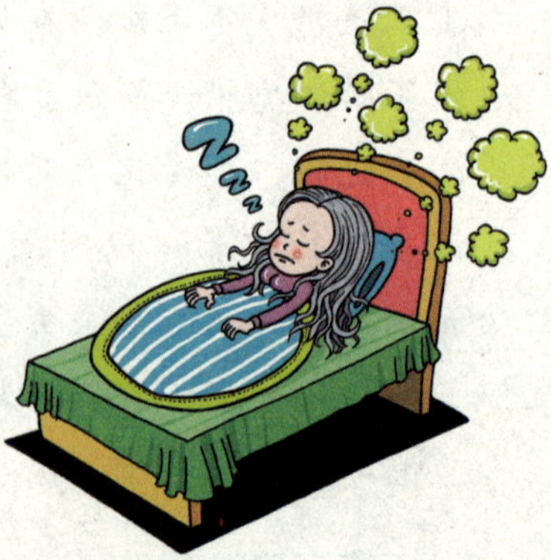

（四）卵巢癌手术后能否只服中药来预防复发

有的患者说："化疗副作用太大了，我可以只服中药来预防肿瘤复发吗？"

认为化疗损伤性太大，为了更有质量地生活，放弃化疗，想用中医药预防肿瘤复发的患者不在少数。的确，我们在临床实践中观察到中医药在预防卵巢癌复发方面有不错的疗效，但目前的证据还不是很充足。

化疗对卵巢癌的疗效则已经得到了大家的公认。需要向大家说明的是，中医药与化疗药物治疗卵巢癌的作用机制是不同的，化疗药物直接杀死人体内残留的癌细胞，而中医药则可能通过增强人体的免疫力、整体调理来预防卵巢癌的复发。卵巢癌的复发是体内癌细胞残存、机体免疫力下降等多因素共同作用的结果。手术后接受规范的化疗、配合长期系统的中医药治疗理应是最适合的方案，并且中医药在改善化疗的副反应方面有优势，二者可以取长补短，协作发挥更好的疗效。

（五）为什么卵巢癌定期复查极其重要

合理规范的手术及术后治疗是治愈卵巢癌的根本，也是预防卵巢癌术后复发的最关键因素。然而，卵巢癌是一种容易复发的恶性肿瘤，在卵巢癌治疗后复发患者当中，有一部分患者化疗后很快就复发了，也有一部分患者停止化疗以后很长时间才复发。一部分患者复发发现得早，肿瘤只局限在局部，体积也较小，可以有再次治愈的机会；而有的患者则多脏器复发转移，体质变差，不能耐受强度较大的抗肿瘤治疗。因此，肿瘤的定期复查非常重要，只有做到定期复查，才能更早地发现肿瘤复发，给再次治愈争取更多的机会。

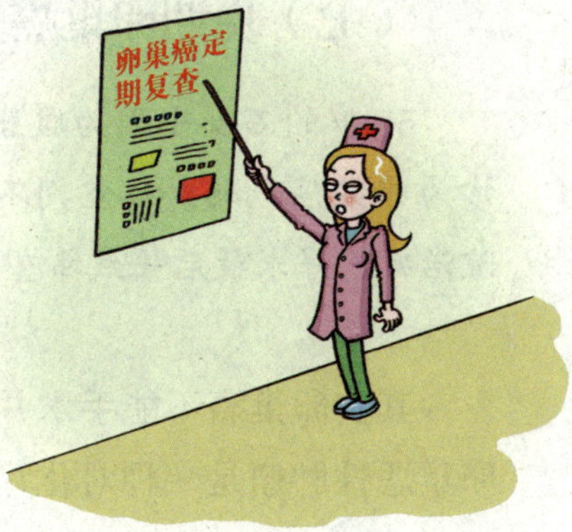

定期复查时间：手术后 1 年内，每月 1 次；手术后第 2 年，每 3 个月 1 次；手术后第 3 年，每 4～6 个月 1 次；5 年以上者，每年 1 次。重点应监测以下内容：临床症状、体征、全身及盆腔检查；B 超检查，必要时做 CT 或 MRI 检查；肿瘤标志物测定，如 CA125、AFP 等；对可产生性激素的肿瘤检测雌激素、孕激素及雄激素。

（六）卵巢癌复发还可以治愈吗

一部分患者卵巢癌手术后复发发现得早，肿瘤只局限在局部，体积也较小，可以有再次治愈的机会。大部分患者会出现远处的转移，进入Ⅳ期的患者治疗目的不是为了治愈，而是依据个体化原则进行姑息性治疗，即控制病情恶化，减轻症状，提高患者生存质量和延长生存期。目前复发性卵巢癌的治疗以尽可能地二次手术和辅以适当化疗为主。

根据不同的复发时间，一般把卵巢癌分为几大类，包括对化疗敏感的、不敏感的、耐药的，根据不同的复发类型医生采取不同的治疗手段。一般来说，从化疗停药到复发的间隔时间越长，其治疗的效果也越好。

延长肿瘤复发的时间非常重要，因为化疗药物损伤机体，化疗不可能永久进行下去。在防止卵巢癌复发这一阶段，中医药治疗具有明显的优势。中医药不仅可以改善患者的临床症状，对于预防复发和保持较高的生存质量均有良好的疗效。

（七）晚期卵巢癌是否还能治

55岁的石女士因为腹胀、双下肢水肿，在多家医院就医诊治后被确诊为卵巢癌晚期，被宣判不能手术。后来到广州中医药大学第一附属医院治疗，寻求最后一线希望。

其实卵巢癌不能手术并不代表就没有救了，与其他恶性肿瘤比较，卵巢恶性肿瘤是一种对化疗比较敏感的疾病。大部分的卵巢癌通过化疗可以得到一定程度的控制，甚至是缩小瘤体，控制腹水生成，减轻临床各种不适，为以后手术创造条件。即使是因为患者本身原因无法手术，部分患者通过化疗也能明显改善临床症状，实现长期生存、舒适生存的愿望。因此，并不是癌症晚期就没有希望，部分晚期的患者仍然有手术机会，请患者不要轻易放弃治疗。

（八）晚期卵巢癌化疗效果如何

尽最大的努力来控制肿瘤是每个患者及其家属的希望。然而对于晚期卵巢癌，是否值得以消瘦、食欲差、疲倦等各种各样的辛苦代价来获取瘤体缩小的机会呢？是否化疗越多，生存时间就越长呢？

卵巢恶性肿瘤对化疗较敏感，多数患者应用化疗后瘤体可以得到控制，除手术治疗外，化疗为卵巢癌最主要的治疗方式。即使肿瘤已广泛转移，经过治疗也能取得一定疗效，如果患者体质允许，推荐患者尽可能地进行抗肿瘤化疗来控制病情，改善肿瘤相关的临床症状。另一种卵巢癌化疗的方式是腹腔热灌注化疗。将化疗药物加入到一定量的生理盐水中，加热到人体可耐受的温度灌入腹腔。热疗联合化疗药物的直接杀伤作用疗效可能更佳。

然而，在临床应用中，一般不推荐体质较差、对化疗耐受性差的患者进行化疗。很多患者认为“只有控制住肿瘤才能延长生命，即使再辛苦也在所不惜”，但是即使在肿瘤体积能够缩小的情况下，如果晚期姑息化疗的患者出现严重的骨髓抑制及胃肠道反应，也会缩短患者的生存时间。并且，不是化疗次数越多，疗效就越好。过量且不规范的化疗会损伤患者体质，增加肿瘤细胞耐药性，反而给治疗造成很大障碍。因此，我们不推荐为化疗付出过多的代价，不推荐在攻击肿瘤的同时，自身受到过多的损害。

（九）化疗的副反应与疗效相关吗

化疗的副反应是患者最关心的问题之一，也是导致患者拒绝化疗的主要原因，有些患者介意脱发，有些患者害怕化疗引起的呕吐、吃不下饭。目前主要用于卵巢恶性肿瘤的几类化疗药物包括铂类、紫杉类、阿霉素类、吉西他滨等，这些药物的主要副反应有骨髓抑制（白细胞、血小板等减少，表现为疲劳，严重者可致感染或自发性出血）、胃肠道反应（食欲差、恶心、呕吐、便秘、腹泻等）、脱发等不适。大多患者可以承受这些副反应，但随着化疗次数的增

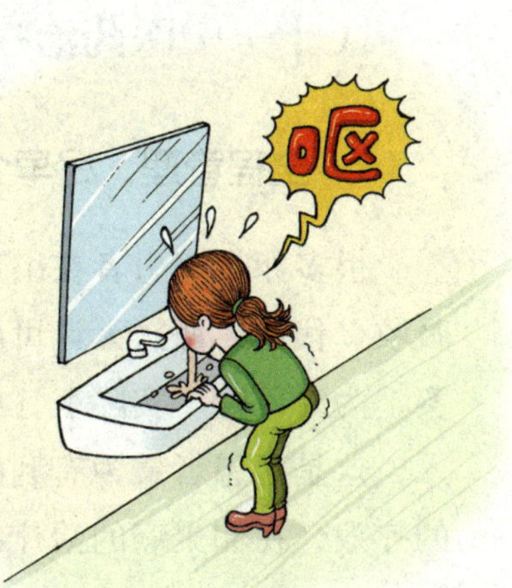

加，会损伤患者体质，骨髓抑制情况及胃肠道反应可能会越来越严重。随着医学的发展，药物不断升级换代，骨髓抑制、胃肠道反应等都可以进行有效的改善。因此，还是鼓励那些“一朝被蛇咬，十年怕井绳”的患者不要因为自己的一些片面观察而放弃治疗的机会。

有些患者认为卵巢癌化疗副反应越大，代表癌细胞正在被杀死，也就是化疗效果越好。有些患者则非常害怕化疗的副反应，出现了轻微的恶心呕吐、疲劳、没胃口等症状，就觉得化疗效果不好，而自动放弃了治疗。事实上，恶心、呕吐、疲乏等副反应的多寡或严重程度与化疗的疗效没有任何直接的联系。当然，在临床中医生还是会根据患者的临床症状来间接判定疗效，如果化疗后患者的肿瘤相关症状如腹水等有改善，那么医生会认为化疗可以改善肿瘤相关症状，是一种有效的治疗。至于哪些是肿瘤相关症状，则需要由专业肿瘤医生来评判。而化疗后短期内死亡的患者其中一部分是由于肿瘤恶性程度高、化疗疗效差、肿瘤进展快引起的；另一部分则可能是化疗引起的副反应失于监测，不及时去医院就诊而导致的。因此应特别注意监测化疗的副反应，但也不需过于畏惧和担心。

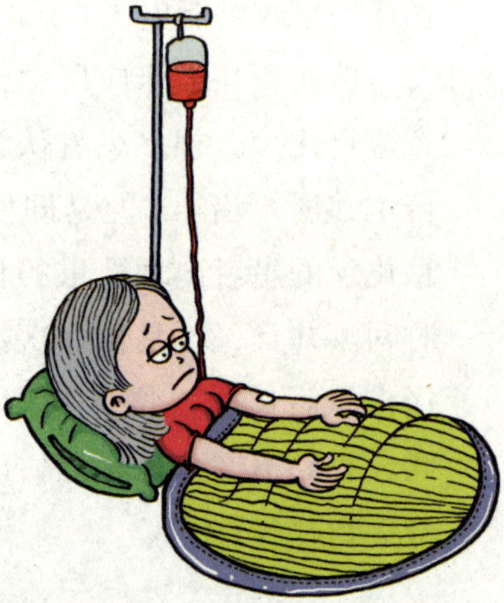

（十）中医药治疗卵巢癌何时上阵

1. 全程管理，尽早介入

很多卵巢癌患者在出现多脏器功能衰竭，药物已经无法进行良好的吸收、代谢，西医无计可施的时候，才抱着最后一线希望来看中医。其实，为时已晚。实际上，中医应该贯穿肿瘤治疗的始终，并应该早期介入，这是对患者最为有利的治疗方法。中医药治疗各种妇科疾病有不错的疗效，在卵巢癌的治疗中亦如此。体质尚好的患者可以采用西医方式配合治疗，体质较差的可以先采用中医治疗，待体质改善后再中西医结合治疗。

在中医药治疗卵巢癌的过程中，存在一种情况：中药迟迟不能见效。现代人普遍心急，治疗癌症也很着急，然而中医药治疗癌症的特点就是缓消。一味心急，频繁更换医生诊治，反而延误了患者的治疗。

2. 不同时期方法不同

中医药治疗卵巢癌应贯穿始终，对于不同的患者、疾病的不同阶段，中医药的选方用药也不尽相同。术后恢复期，采用补血活血的方法来促进机体的恢复和伤口愈合。在化疗期间，化疗药物杀灭肿瘤细胞的同时损伤脾胃导致患者出现食欲差、饮食量少、呕吐，日久进一步导致消瘦，中医药通过理气和胃、健脾补肾辨证施治能预防化疗药物导致的胃肠道不适，白细胞、血小板减少等副反应。

在化疗后，采用中医药健脾补肾，改善患者虚弱体质；根据患者的不同体质，调整方药改善患者容易导致卵巢癌复发的机体体质。如果患者体质特别虚弱，无法耐受化疗，采用中医药补益脾肾、祛瘀软坚法治疗也可以起到预防肿瘤复发的作用。

六、卵巢癌手术后如何防治并发症

（一）卵巢癌手术后如何恢复胃肠功能

手术后患者需卧床，导致活动量减少，胃肠功能恢复较为缓慢；另外由于手术的创伤、营养不均衡等其他因素也可导致腹胀的发生。临床表现为腹胀腹痛，肛门停止排气、排便，如不及时处理，有的会引发胃肠功能严重受损、肠粘连及感染等，影响患者机体的康复，也会延误后续的治疗。

1. 尽早活动

预防肠粘连，对患者来说有一点很重要，就是手术后要积极下床运动，增加肠蠕动，以免它们粘在一起。手术后第 1 天协助患者采取半坐位，指导有效的下肢运动；手术后第 2 ～ 3 天若患者坐起或下床时不出虚汗，心率无明显增快，面色无改变，则可协助患者下床室内行走。注意活动要循序渐进，避免做增加腹内压的运动。

2. 饮食要早吃，少吃，循序吃

腹部手术后应注意少量多餐，安全饮食的顺序可遵循：白开水（手术后 6 ～ 8 小时就可以开始喝）→米汤、清稀饭→面条、抄手→干饭和蔬菜→肉类；不可饮食过量，如果腹胀应停止进食。有些食物肠道没恢复时不可食用，包括易产气的食物，如牛奶、豆浆，以及富含粗纤维的食物，如芹菜、黄豆芽、洋葱等。不易消化的食物有肉类、饺子、烩面、油炸食品、年糕、柿子、枣等。忌食油腻、粗糙、腥发的食物，如肥肉、动物内脏、糙米、狗肉、羊肉、牛肉、熏鱼、熏肉、辣椒、韭菜、蒜苗、淡菜等。

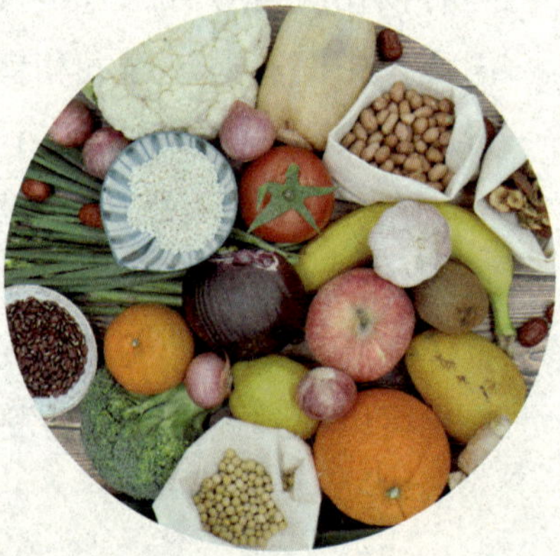

3. 中医药特色治疗

腹部按摩 取仰卧位，用两手互相摩擦至温热，以手掌在小腹部顺时针环形推摩 40 ～ 50 次，以有热感透入腹内为佳。

腹部热敷 选用温通理气的药物如香附、丁香等热敷下腹部。

穴位贴敷 可以取用天枢、气海、关元、大肠俞、足三里、上巨虚等穴位，该组穴位有很好的调节腹部手术患者胃肠功能的作用，能够有效地降低腹胀的发生，促进患者更快地全面康复。

（二）卵巢癌手术后如何预防下肢静脉血栓

患者手术后如果感觉小腿肿胀、疼痛，下肢皮肤颜色变黑，严重时整个下肢都出现肿胀、麻木、剧痛，这些都预示着下肢静脉回流不畅，出现了手术后静脉栓塞。因为卵巢癌手术属于大手术，手术后需要卧床休息的时间较长，发生下肢静脉血栓的概率较高。盆腔手术患者的深静脉血栓发生率相对较高。形成下肢静脉栓塞最可怕的后果是血栓脱落，随着血液流动到肺动脉，就会引起肺动脉栓塞，导致患者猝死。因此，预防下肢静脉血栓至关重要。

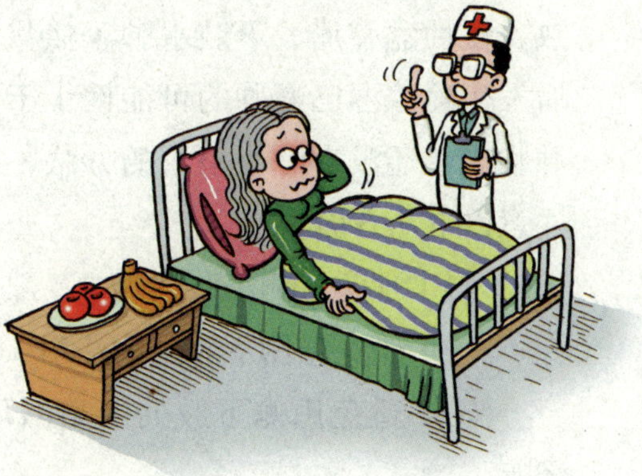

（1）早下床运动可以减少日后肠梗阻出现的概率，同时预防下肢深静脉血栓形成。有些患者手术后因害怕伤口裂开而不敢翻身，不敢做肢体运动。事实上，在医护人员的正确指导下活动，伤口不会轻易裂开，因为缝合伤口的丝线不同于缝纫的丝线，比较结实，而且手术缝合是分层缝合的，比较细密，而患者机体又有一定的愈合能力。但是要循序渐进，避免过于劳累，不可持重物。

（2）系统早期活动。手术后早期不能下床或特别虚弱，亲属或护理人员可帮助患者做一些康复活动：①将下肢垫高 15°，并将双腿外展，做一些被动的屈伸运动；②进行适度的下肢按摩活动促进血液回流。

（3）饮食的选择。适度进食高蛋白，少食高脂肪、高糖及高刺激性的姜汁等食物，这些食物会使血液黏稠度升高，下肢血流缓慢。手术后可以口服一些活血化瘀的中药或食材，如益母草、木耳等，具体参照本书的“厨师篇”。

（4）如果患者有年龄大、肥胖、下肢静脉曲张等情况，应非常注意预防下肢静脉血栓。

（三）卵巢癌手术后如何预防淋巴囊肿

由于卵巢癌患者手术切除癌肿后需清扫盆腔淋巴，以彻底清除肿瘤细胞。而手术切除淋巴结后腹膜会留有死腔，淋巴液可能引流不畅滞留在腹膜内引起淋巴囊肿。淋巴囊肿并不是致命的，但它经常会伴随发热、慢性盆腔痛、下肢水肿等症状，影响患者的生存质量。卵巢癌手术后发生盆腔淋巴囊肿的可能性小于宫颈癌，但也时有发生。目前淋巴囊肿临床上还没有一个根治的方法，应重在预防。卵巢癌患者在手术后需注意以下几方面。

（1）预防患侧下肢损伤、感染。

（2）避免患侧下肢药物注射、抽血以及血压测量。

（3）避免患侧下肢处于高温环境，如热水浸泡、日光暴晒、桑拿浴等。

（4）避免穿戴过紧的内衣。

（5）避免患侧下肢做高强度的运动等。过强的运动或静力性的运动（如搬运重物等）可造成淋巴管负荷过重，加重下肢水肿。

（6）手术后经常按摩下肢并做抬高下肢的动作，可以预防术后淋巴囊肿。运动时，应坚持由患肢远端到近端活动（从腕关节到肘关节再到肩关节），按照循序渐进的原则运动，切不可过度运动。

（7）饮食上要注意限制钠盐摄入和使用利尿剂。

七、如何进行卵巢癌化疗后的家庭护理

因化疗药物的种类、剂量对身体产生不同程度的副反应，但副反应的多寡或严重程度与疗效没有直接的联系。副反应会在化疗结束后逐渐消失，所以患者及其家属在发现这些不良反应之后，不需要过多惊慌。对化疗副反应有以下几方面的应对方法。

（一）如何应对化疗引起的脱发

脱发是大部分卵巢癌患者会遇到的问题。一般来说毛发脱落的程度主要与使用的药物有关，如阿霉素类、环磷酰胺、紫杉醇等，通常会在治疗后的2～3个星期才开始，甚至是在2次治疗之后才发生，可能是逐渐掉落或一次一整撮地掉落，剩余的头发也可能会变得较为干涩。

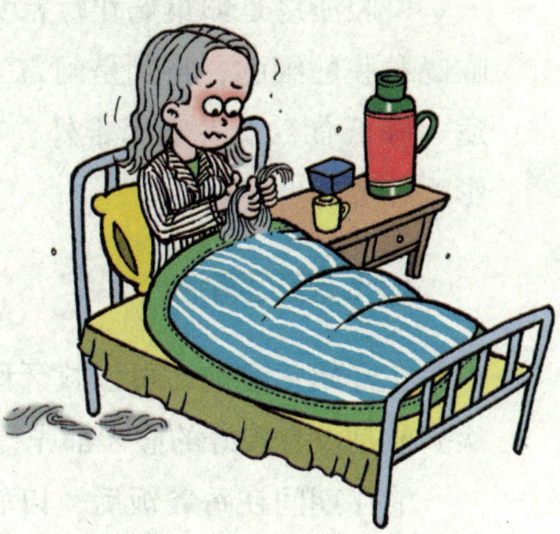

毛发脱落并不只限于头部，还有可能发生在身体的其他部位，如眉毛、腋毛、手毛、腿毛，甚至阴毛都可能会脱落，当然以头发脱落为主。刚开始掉头发的时候，常常会让人难以接受自身形象的改变。令人欣慰的是，在治疗结束以后，头发都会慢慢地再长回来，甚至有些患者的头发还在治疗期间就开始长了。

应对脱发的办法有以下几点。

（1）在治疗之前可先向医生确认，若使用的药物会导致毛发脱落可做事前的准备，例如买假发、头巾、帽子、丝巾等，可配合季节、场合选择自己喜欢的装扮。

（2）头皮干痒，可以使用润肤的洗发剂和护发乳，或乳液、乳霜，也可以行轻微的头皮按摩。

（3）要使用宽齿的梳子梳头发。

（4）尽量不要用吹风机，即使用吹风机，也要注意温度不宜过高。

（5）在严重掉头发的时候，建议患者在化疗前可直接将头发剃除，以避免掉落的头发影响自己的心情。

（6）选购适合自己的假发，最好在开始掉头发之前，就先到假发店选择，这样才有比较充分的时间去挑选与原本发色及发型符合的假发。

（7）避免刺激头皮，不使用发胶、定型液等，治疗期间也不要烫头发或染发。洗头发时动作要轻柔。

（8）化疗过程中戴冰帽，可以降低化疗药物在体内作用高峰时对头皮基底层生发细胞的毒性作用。

（9）中医认为“发为血之余”，可采用一些益气养血的食疗方，预防、减轻脱发副反应，具体参照“厨师篇”。

（二）如何缓解化疗引起的口腔溃疡

口腔溃疡是卵巢癌化疗常见的副反应之一。化疗药物会破坏口腔及喉咙黏膜的细胞，特别是阿霉素类药物，引起破皮、溃疡，除了疼痛不适、降低食欲及吞咽困难外，有时也会因为疼痛疏于清洁而造成感染，影响患者的生存质量。

1. 口腔的清洁

在开始化疗前，可以找牙医先将牙齿彻底清洁，并且把蛀牙、牙龈疾病或是没有装好的假牙都先行处理。

治疗期间在每餐饭后，以软毛牙刷轻轻刷牙，或以用力漱口来取代刷牙会更好。

每次刷完牙，记得要把牙刷洗干净，并且放在干燥的地方，避免滋生细菌。

2. 疼痛的处理

漱口水需选择较温和的0.9%生理盐水或不含酒精的漱口水，避免使用含有较多盐分或酒精成分的市售漱口水，以免刺激性太强，造成口腔溃疡的疼痛加重。

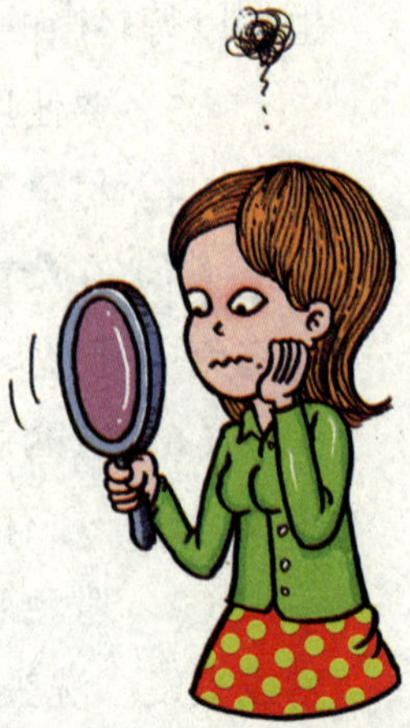

请医生开一些帮助修复的药膏涂抹在溃疡处，以减轻疼痛，涂抹时应与伤口垂直方向轻轻给药，勿用力水平涂抹，以免给伤口二度伤害；有些中药有良好的促进口腔溃疡修复、杀灭细菌的作用，如银连合漱液、康复新口服液等，若疼痛剧烈，可以请医师开止痛药漱口。

3. 饮食的选择

（1）少食或忌食一些刺激性食物。

（2）选择柔软好入口的食物或半流质食物，如香蕉、木瓜、苹果等，可利用果汁机把煮过的食物打碎，以方便食用。

（3）避免过多食用酸、碱、辣或烤炸的食物。

（4）避免酸性及刺激性的食物，如番茄、柠檬、某些果汁（如柳橙汁、葡萄汁等）。

（5）忌食辛辣、温热食物，如姜、韭、蒜、辣椒、胡椒、牛肉、羊肉、狗肉。

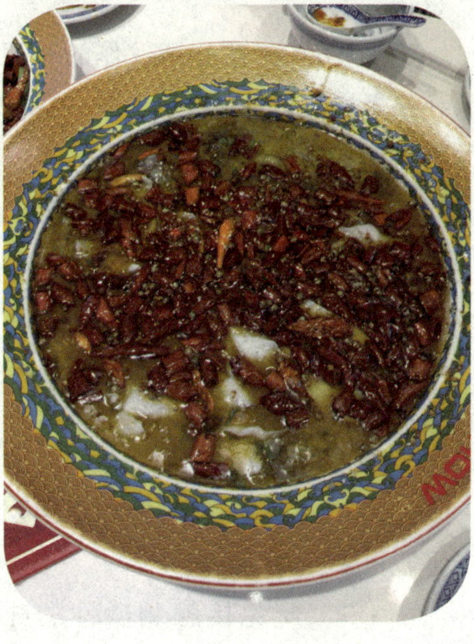

（6）忌用烟、酒、咖啡及刺激性饮料。

（7）忌食膏粱厚味之物。

口腔溃疡期间应特别注重营养，以促进细胞修复，要多选择高热量、高蛋白的食物。日常生活中高蛋白、高热量的食物包括：奶类、鱼肉、鸡肉等。

多食含锌食物，比如牡蛎、动物肝脏、瘦肉、蛋类、花生、核桃等。多吃富含维生素 B1、维生素 B2、维生素 C 的新鲜蔬菜和水果，如茄子、胡萝卜、白萝卜、白菜、菠菜等。

（三）如何避免化疗引起的恶心、厌食

恶心、呕吐以及厌食是化疗中常见的副反应，其发生与否及严重程度主要取决于使用的化疗药物和患者的耐受力。一般来说，卵巢癌化疗药物中较强的致呕药物是顺铂。如果既往胃肠道功能不佳，可以向医生说明。随着化疗辅助药物的不断优化，大多数的恶心及呕吐是可以预防

与控制的，中医药在预防、处理化疗所致的恶心、呕吐等消化道反应时有独特优势，特别是在改善厌食方面，目前西医还没有很好的治疗方法。

1. 应对恶心、食欲差的方法

（1）少量进餐，避免一次吃太多食物。

（2）喝水选在用餐前或用餐后的 1 小时，不要在用餐的时候喝水。

（3）进食时要尽量细嚼慢咽。

（4）食物的选择尽可能清淡，避免食用辛辣、油炸、油腻或产气的食物。

（5）如果恶心感发作的时间在早上居多，可在起床前吃一些干粮，如麦片、土司或饼干。

（6）如果在化疗的过程中会感到恶心，那么在接受下次治疗之前的几小时最好保持空腹。

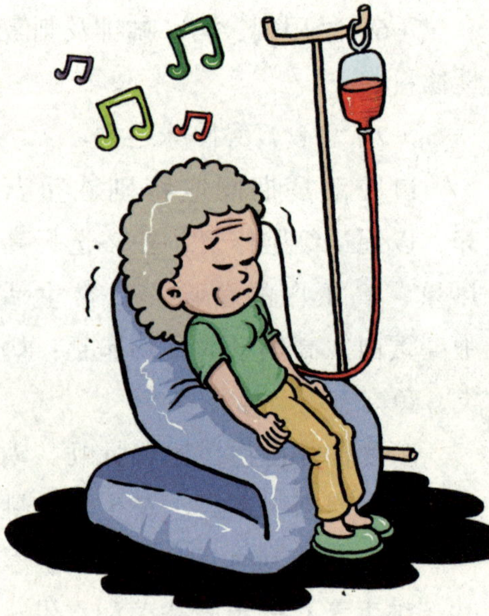

（7）注射化疗药物时，可以用听音乐、阅读、睡觉、聊天等方法转移注意力。

（8）饭后 2 小时内尽量不要平躺下来。

（9）避免接触刺激性的味道，如厨房油烟或香烟味，这个时候尽量不要下厨。

（10）穿着较宽松的衣服，多做深呼吸可以帮助减轻恶心感。

（11）感到恶心时可以闻一些清新的水果，如柠檬等减轻恶心感。

2. 穴位疗法

对固定的穴位进行针灸或按压也是治疗恶心、呕吐的简便和安全的方法。预防和治疗恶心、呕吐最常用的穴位是内关穴、足三里穴、合谷穴等。按摩内关穴，方法为伸出手心，握拳，可见前臂有两条明显的肌腱，松拳，用另一手拇指按揉腕横纹后两横指两肌腱中间位置，每次按压 1～2 分钟，然后交换按压另一侧，至穴位处有酸胀疼痛感觉时，止呕的疗效才可以发挥出来。

3. 耳针疗法

选耳中、贲门、食道、胃、十二指肠、神门穴（具体位置可咨询中医师）。耳郭用 75% 的酒精擦净消毒后，将胶布剪成 0.8 厘米 ×0.8 厘米大小，将王不留行籽放于胶布上，对准所选耳穴，贴压在敏感点上，并采取轻重适宜的手法进行揉压，使患者产生酸、麻、胀、痛、热等感觉，每日按压 3～5 次，每次按压 10～15 分钟。如 1 次贴压未愈或需巩固治疗者，3 日后同法再行对侧耳穴贴压。

刺激耳穴的方法简便易行，能有效作用于全身经络脏腑，并能减轻胃肠呕恶反应，减轻患者痛苦，又能起到调理肝脾、和胃保津、增加食欲、提高免疫力的积极作用。

（四）如何预防化疗后腹泻

化疗后腹泻一部分是由于药物引起，如伊立替康有较高的腹泻副反应发生率，一部分则由于白细胞减少导致胃肠道感染所致。平常胃肠功能弱、脾弱者也容易发生化疗后腹泻，腹泻会导致大量失水，损伤人体正气，因此预防腹泻十分重要。腹泻通常会伴随着腹部绞痛，如果腹泻的症状持续 24 小时就应该马上返诊就医。

1. 腹泻时饮食的选择

（1）腹泻会引起大量失水，所以要多喝水，以保持电解质平衡。

（2）改吃清淡流质食品以让肠道能够稍微休息，但流质饮食无法提供足够的营养，因此以不超过 3～5 天为原则。

（3）在腹泻期间避免进食油炸、油腻、辛辣的食物。

（4）避免进食高纤饮食。例如全麦面包、麦片、生菜、豆子、坚果、菜籽、爆米花、水果以及干果等。

（5）食物的摄取要改成低纤饮食，例如白面包、白米饭或面条、乳酪、煮过的无皮水果、蛋、马铃薯、鸡肉或鱼类等。

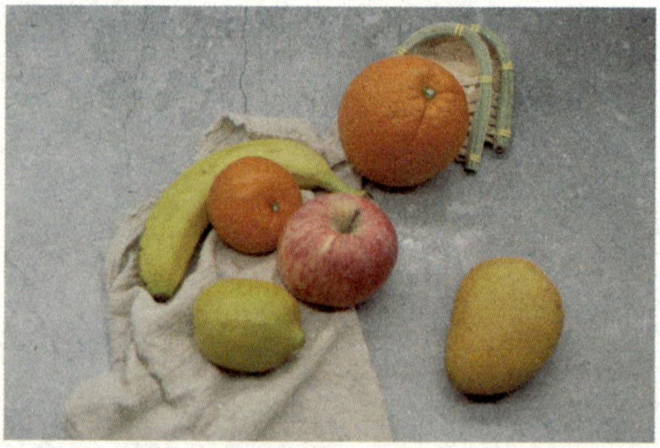

（6）腹泻的时候会让体内的钾流失，此时除非有其他疾病（特别是慢性肾衰竭等禁忌）的考虑，否则可多补充含高钾的食物，如香蕉、橘子、马铃薯等。

2. 腹泻的预防

（1）把好“病从口入”关，注意饮食、水源、食品的卫生。注意个人卫生，饭前便后要洗手；生吃瓜果蔬菜要洗烫，水果以削皮吃为好，不喝生水；食具要卫生，生熟食分开存放，生熟菜板分开用；餐具消毒；加强灭蝇灭蚊。

（2）尽量吃新鲜蔬果和现做的熟菜。食物冷藏在 2～8 ℃，可抑制大部分细菌的繁殖。熟食可用真空袋抽真空后再冷藏保存。

（3）尽量不生吃海鲜类肉食，一般肉类食品煮沸 15 分钟可杀灭普通致病细菌。

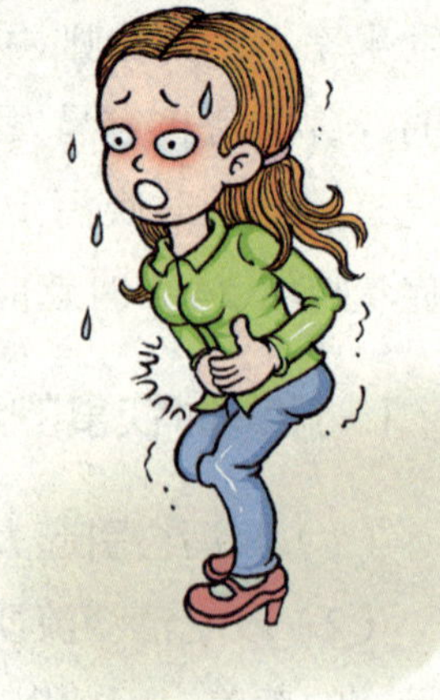

（4）脾胃阳虚体质的女性患者较多，患病后要少食或不直接食用冷冻食品及饮料，以防损伤阳气，致脾胃寒湿。不熬夜、不暴饮暴食、不过饥、不过劳，不偏食辛辣、黏滑、荤腥、煎炸食品。以上这些均不利于脾胃正气的恢复，可多食用砂仁、芡实、薏苡仁等健补脾气的药物，具体参照本书的“厨师篇”。

3. 穴位敷贴疗法

用一些健脾止泻的中药如苍术、藿香、茯苓、干姜、元胡等，研成细末，敷贴在神阙（即肚脐）、内关等穴位上，可以健脾和胃、祛湿止泻。

4. 艾灸疗法

除穴位敷贴外，艾灸防治腹泻简便易行、安全，患者个人易操作。因腹泻多数为脾虚寒湿所致，所以用艾灸疗法最为适宜。每天艾灸足三里穴 1～2 次，每次灸 15～20 分钟，艾灸时应让艾条的温度稍高一点，使局部皮肤发红，艾条缓慢沿足三里穴上下移动，以不烧伤局部皮肤为度。艾灸足三里穴具有双向调节作用，既可防治腹泻，又可防治气虚所致的便秘。

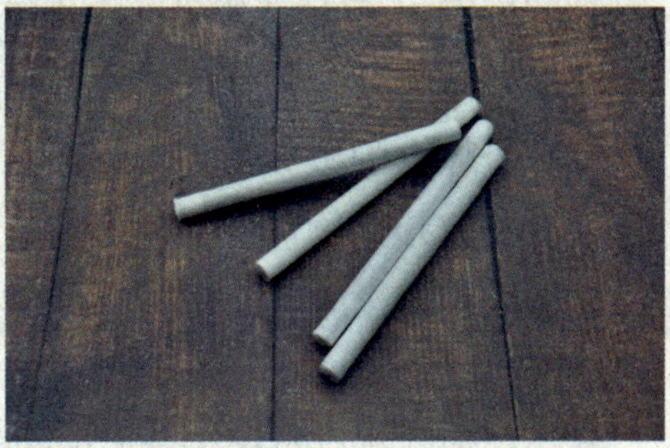

5. 推拿疗法

通过推拿的方式增强胃肠道功能预防腹泻，也是患者可自我操作的一种方法。

（1）仰卧位，用两手互相摩擦至温热，以手掌在小腹部做逆时针环形推摩 40～50 次，以有热感透入腹内为佳。

（2）用手掌大鱼际或近掌根处按揉胃脘部 50 次（方向顺、逆皆可）。在恶心、呕吐时不要进行。

（3）坐位，用双手掌上下摩擦腰骶部 30 次，以透热为好。

（4）点按天枢（脐旁，约 2 横指）、中脘（脐上，约 4 横指）各 1 分钟。

6. 耳针疗法

耳针疗法对预防腹泻也有一定的疗效，选用脾、肝、交感、神门、直肠下段、肾、胃等穴位。每天每穴早上、中午、晚上各按压2次，每次按压3分钟，以耳部有酸沉麻木或轻微疼痛为度。可留置2~3天后换另一侧耳部再行按压。用此法调理胃肠功能，能达到预防腹泻的作用。

（五）如何处理化疗后便秘

便秘也是接受化疗后出现的常见问题，可能的原因包括化疗相关药物的影响（包括止呕药）、止痛药的食用、食量减少、进食形态改变、活动量减少及化疗期间潜在性精神情绪压力的问题等。便秘不仅给患者带来身体上的极大的痛苦，而且使其情绪低落，丧失对治疗的信心。并且有些化疗药物需经粪便排泄，如阿霉素，如果便秘，就会使化疗药物在体内蓄积，加重副反应。

如果没有医生指示，千万不要自行去吃泻药、软便剂或是灌肠，尤其是白细胞或血小板数量太少的时候。

1. 应对便秘的方法

（1）多喝水帮助软化大便。水可促进物质代谢，润滑肠道，软化粪便，增加粪便体积和质量，从而刺激肠蠕动。每天饮水量需在2 000毫升以上，也可用黄芪泡水喝。

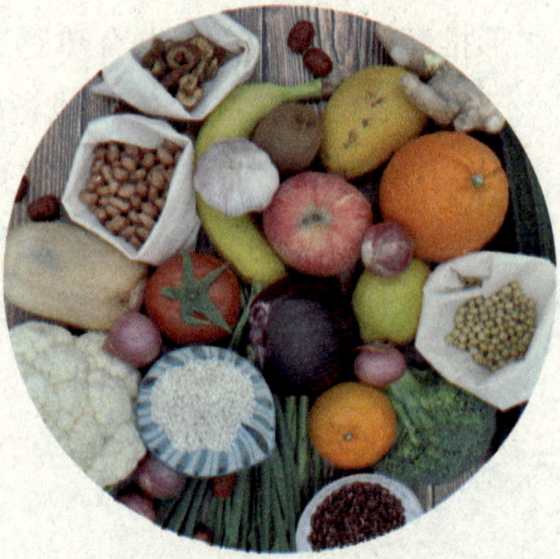

（2）多吃一点高纤维的食物，如蔬菜、水果、全麦面包、豆类等。蔬菜、水果及其他粗纤维食物能增加粪便体积，促进肠蠕动，防止便秘。

（3）在体力许可的情况下进行适度的运动，如每天散步30分钟，以增进肠蠕动。

（4）每日早、晚空腹服用蜂蜜，可

进一步达到润肠通便的作用。蜂蜜不仅可以促使胃酸正常分泌，增加肠蠕动，显著缩短排便时间，而且蜂蜜中含有的果糖、葡萄糖、多种矿物质、B 族维生素、维生素 C 等能提高机体适应不良刺激的能力。

（5）养成固定时间上厕所的习惯。

2. 推拿疗法

按摩胃肠部位，也可增加胃肠蠕动。早晚揉腹，手放脐周，依次按摩升结肠、横结肠、降结肠。再配合收腹提肛动作，早晚各做 60 次，可改善便秘。

3. 耳针疗法

耳为宗脉之都，人体十二经脉均汇聚于耳，采用耳穴贴压配合推拿治疗，常会取得不错的效果。可以选用大肠、便秘点、脾、直肠下段等处的穴位，健脾益气，刺激排便。

（六）如何应对化疗引起的骨髓抑制

在化疗中最普遍也是最常发生的就是骨髓的造血功能破坏。骨髓的造血细胞包括白细胞、红细胞及血小板，它们各具有不同的功能，抗癌药物所引起的骨髓造血功能抑制，并不是影响所有的造血细胞，绝大部分是造成白细胞和血小板数目的减少。

1. 白细胞减少的应对方法

白细胞的功能主要是帮助人体抵御外来的细菌以防止感染，所以当白细胞太少时，抵抗力下降，此时细菌与真菌就很可能入侵身体，造成如口腔、皮肤、肺、泌尿道、直肠以及生殖道的感染。当发生以下症状时，须考虑白细胞减少：体温高于 38 ℃；发冷、寒战、冒汗、呼吸急促；严重咳嗽或喉咙痛等。所以在治疗期间要注意白细胞数量的变化，如果白细胞太少，可延缓治疗，甚或调整治疗药物的剂量，严重时应停止化疗。如果有出现发烧的情形，在回医院检查以前，除非有医师特别医嘱，否则切记不可自行服用退烧药或抗生素，以免延误治疗而使病情加重。

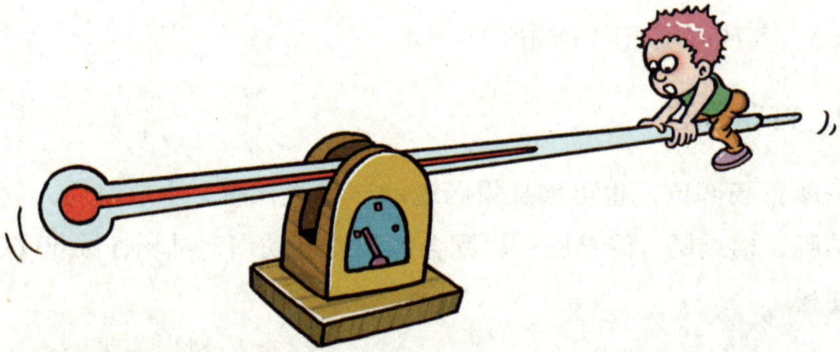

（1）如何预防感染？

第一，做好个人卫生。在吃东西后和就寝前使用软毛牙刷刷牙。如果戴假牙，早晨和傍晚都要将其清洁。每天检查口腔，并用清水、盐水或漱口水漱口，每 2～3 小时一次。如果口腔有任何发红、白斑或肿块，请及时与医生沟通。经常洗手，以温水和肥皂洗手 15 秒，特别是在吃东西之前、准备食物时以及在上完厕所之后。如果可能，应每天洗一次澡，但不要泡澡。

第二，食物应严格消毒。各种食物都必须清洁，绝不吃生冷或不洁的食物，不要饮用摆放超过 2 小时的饮料。凉的饭菜最好用微波炉加热后再食用。

第三，要多休息，每晚睡足 8 小时。

第四，避免感染源。尽量不要去人员密集的公共场所活动，避免接触有感冒、流感、带状疱疹、水痘、麻疹和流行性腮腺炎的人士。到公园轻度活动时需戴口罩。

第五，环境清洁。在整理房间时，应戴口罩。不要清理鸟笼、鱼箱等。如果没有人帮忙，应戴橡胶手套，每次用完之后将其丢掉。每个月请人更换一次空调过滤网。

第六，遵医嘱。务必在与医师约定时间内回医院抽血追踪，以随时掌握情况。仔细检查皮肤有无伤口、皮疹、发红和肿胀。如果有，请及时与医生沟通。

（2）饮食的选择。

第一，高蛋白饮食，主要能提高机体抵抗力，能使白细胞数恢复至正常，提供物质基础。高蛋白食物要选择禽蛋类，瘦肉类，乳类以及豆类及其制品为宜。将高蛋白食物制成流质或半流质，易于消化和吸收。禽蛋类、瘦肉类如鸡蛋、瘦猪肉或鱼等必须煮熟后再吃。

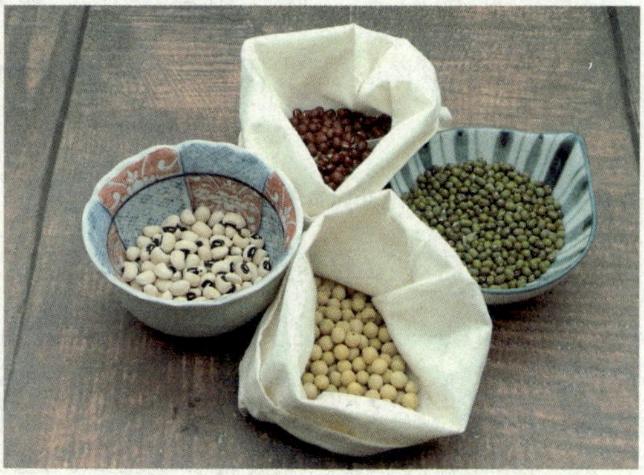

第二，高维生素饮食。维生素可以促进细胞的生长发育，有助于白细胞的分化和增殖，促使其恢复正常。应选择酵母发面食品、谷类、花生、绿色新鲜蔬菜、水果、果汁等，以补充 B 族维生素、维生素 C 和叶酸等。富含维生素的食物不宜烹调时间过长，以免损失维生素。

2. 贫血的应对方法

由于血液中红细胞的功能是负责将氧气携带到身体各处，因此如果红细胞太少，身体的组织就可能处于缺氧的状态，这样的情形就是贫血。那么患者该如何做呢?

（1）充分休息，以恢复体力，即使是白天也不妨抽空小睡片刻。

（2）限制活动量，减少体力的消耗。

（3）从坐下或躺下的姿态站起来时，动作宜放慢一点，以免感到头晕目眩。

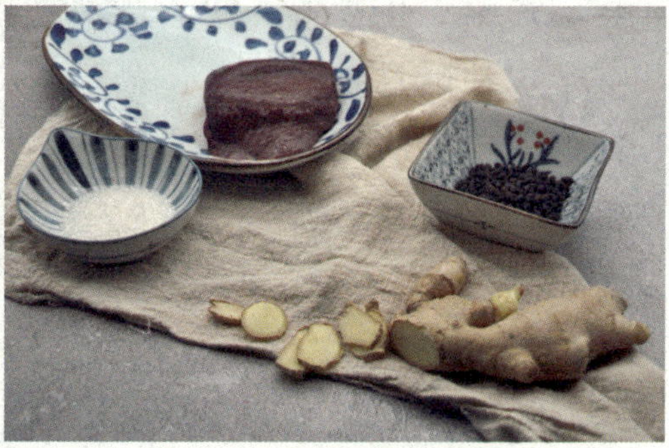

（4）可多摄取含铁质的食物来补充，例如一些深绿色的叶菜类、肉类以及动物的肝脏都是很好的铁质来源。

3. 血小板过低的应对方法

血小板的主要功能是防止出血，所以如果身体没有足够的血小板，不小心碰撞或割伤时就会造成出血不止或瘀伤。常见的症状有瘀血、瘀青、牙龈出血、月经出血不止；严重时会出现胃肠道出血而解黑色大便或血便的情形，或因泌尿道出血而解血尿。必要时先输血小板再进行化疗。

（1）如何预防出血？

一是不要任意吃药，尤其是千万不可随意服用阿司匹林类的消炎退热止痛药，因为这类药物会延长止血时间，使出血状况更加严重。

二是刷牙时要轻柔或使用软毛牙刷，以避免弄伤牙龈而出血。

三是擤鼻涕时动作要轻柔，避免用指头挖鼻孔，以免弄伤鼻黏膜而出血不止。

四是要避免外伤，以防出血不止。

五是避免高压力性的行为，例如因便秘而用力解大便，咳嗽或打喷嚏，以免造成血管破裂而出血不止。

有任何不正常出血时，应立即就医。

（2）吃升血小板的食物。

当出现血小板减少时可多服用一些促进血小板生成的食物或药物，如鹿茸、当归、阿胶等；尽量避免服用降低血小板凝集力的食物如黑木耳、芹菜、生姜等，少吃辛辣油腻食物及热性食物如羊肉、狗肉等，粗纤维食物也应少吃。

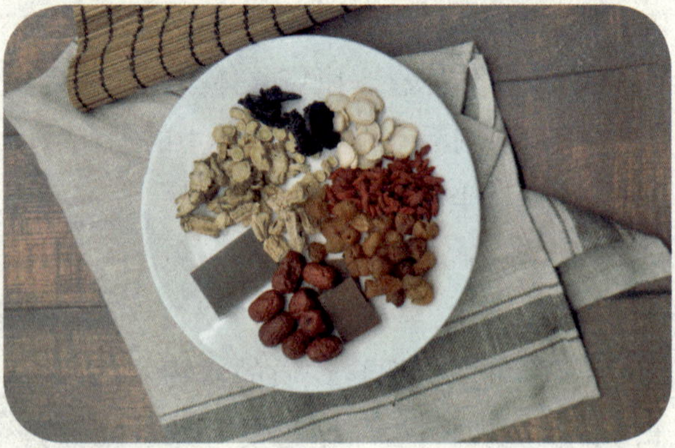

（七）如何改善化疗期间的睡眠质量

女性患者多心理焦虑，容易出现睡眠质量差。卵巢癌患者的睡眠问题在临床中发生频率较高。改善睡眠质量，对患者调整体力、提高机体免疫力、促进机体自我恢复都有好处。

1. 帮助睡眠的方法

（1）睡前要保持身心安静，防止高强度的脑力活动，不要纵情谈笑或忧思、愤怒、激动。

（2）要避免过饱，临睡前尽量少进食，特别要忌茶、咖啡等不利于睡眠的饮食。

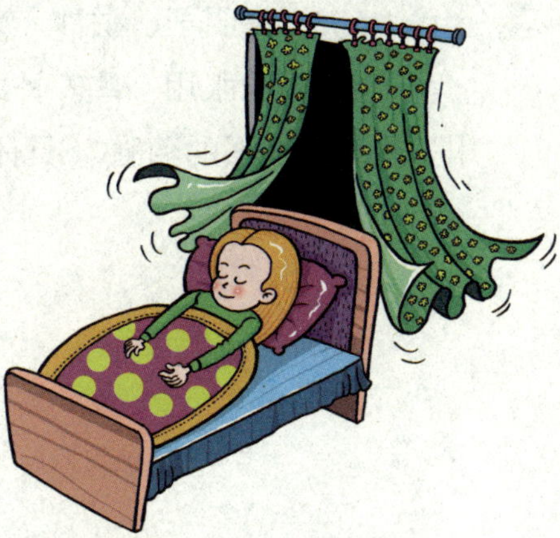

（3）适当地运动，如散步、慢跑等，疲劳感是良好的催眠剂，但睡眠前半小时不宜运动。

（4）做腹式呼吸，可以吐故纳新，帮助睡眠。

（5）姿势主张右侧卧位为佳。这种睡姿有利于全身肌肉的松弛，消除疲劳，同时不会使心脏受到压迫，还可以帮助食物朝十二指肠方向推进。

（6）睡眠的环境要求安静，光线幽暗。应适当开窗，以免影响空气质量。室温以 18～20 ℃为宜。

（7）床垫的软硬适度，过软则身体受力不匀，过硬则使人不适。

（8）枕头的高低，一般离床面 5～9 厘米为佳。过低容易使脑部充血，醒后头胀痛、面目浮肿；过高则颈部肌肉容易受到牵拉而“落枕”。

（9）棉被应当温暖、柔软、干燥，不宜过于厚重，以免影响呼吸及血液循环。

2. 中医药特色疗法

（1）撸耳垂。大拇指在后，两手同时动，轻轻拉拽耳垂 50 次。

（2）搓手腕。可两手内腕互搓或用一手搓另一手内腕。两手互搓各搓 100～200 下。

（3）搓脚心。用手掌或手指搓脚心或全掌，双脚掌各 100 次。

（4）中药沐足。热水浸泡双脚本身可以达到安神的作用，加入中药可以加强安神的作用，常用的中药有磁石、夜交藤、合欢皮、酸枣仁、龙骨、龙齿、玫瑰花等。

（5）用决明子、蚕沙、菊花等药物做成药枕，帮助睡眠。

（6）可以服用一些安神助眠的中药，如合欢皮等泡水喝，也可以服用一些帮助睡眠的药膳（具体参照本书的“厨师篇”）。

厨师篇

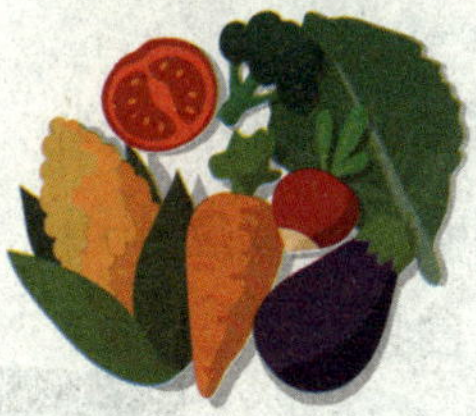

荤素搭配，饮食有味
营养均衡，合理忌口
抗癌食物，恰当选用

一、“百病从口入”——卵巢癌饮食适宜与禁忌

卵巢癌的发生与饮食关系密切。在饮食因素中，高脂肪、高胆固醇、维生素缺乏易导致卵巢癌。因此，饮食宜清淡。

第一，不食或少食高剂量乳糖食物以及动物脂肪，避免高胆固醇食物。富含胆固醇的食物主要有蛋黄、蟹黄、蟹膏、动物内脏，奶油、冰淇淋，牛油、猪油，鸡蛋、椰油或牛油制成的面包或饼干，五花肉、香肠、炸薯条、薯片，鱼卵。

第二，不食用烟熏、霉变、腌制的食物。烟熏、霉变、腌制的食物中含有大量亚硝酸盐，具有明确的致癌作用。

第三，少吃煎蛋、油炸食物。

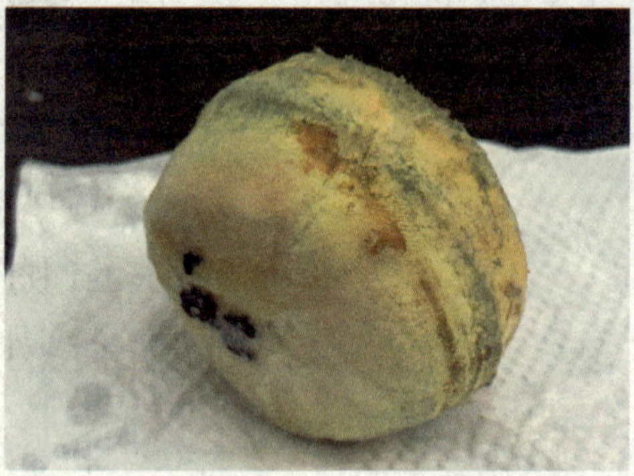

第四，加强高蛋白、富含维生素 A 的饮食，保证热量和蛋白质供给充足。可以多喝牛奶，吃猪瘦肉、牛肉、兔肉、鱼肉、禽肉、豆制品等；如患者厌油腻荤腥食品，可选择奶酪、牛奶等。平时还应多吃蜂蜜，以及米、面等谷类食品。

第五，多吃高钙食物。摄取足量钙质的女性比摄取较少钙质的女性患卵巢癌的概率低 54%。因为充足的钙质有助于控制癌细胞的生长和扩散。因此，女性应注意适当补充高钙的食物，特别是绝经后妇女和老年妇女每天钙的摄入量应达到 1 000 毫克。这就需要每天坚持喝牛奶或吃奶制品，常吃豆制品、虾皮、小鱼、海带及荠菜等。

第六，胆固醇过高的女性可多吃降胆固醇食物。可以降低胆固醇的

食物有洋葱、大蒜、葱头、香菇、木耳、金针菜、大豆、胡萝卜、韭菜、海带、牛奶、葡萄酒等。

第七，饮食不偏嗜，多食用富含纤维素、微量元素类食品，如香菇、黄豆、新鲜的水果蔬菜、甲鱼、海带、紫菜、牡蛎等。其中新鲜的水果蔬菜有山楂、鲜枣、猕猴桃、油菜、菠菜、小白菜、番茄、洋葱、芦笋等。

第八，多吃增强免疫力的食品。如香菇、银耳、黑木耳、蘑菇等。

二、卵巢癌饮食调理的两大误区

（一）盲目滋补带来负面影响

刘女士患卵巢癌接受手术治疗后，家人对她的关怀无微不至。为保证刘女士进食的质和量，每天除保证营养丰富的三餐外，她还要额外加餐 3 次，甚至连喝饮料也不放过营养滋补的机会，蛋白质粉、野人参汁、蜂王浆、灵芝液、蜂胶、虫草、红枣银耳汤、猴头菌液、芦笋液，以及多种补药冲剂应有尽有。不到两个月，刘女士的脸就补得圆似满月，腰围增大了一圈，体重骤增。

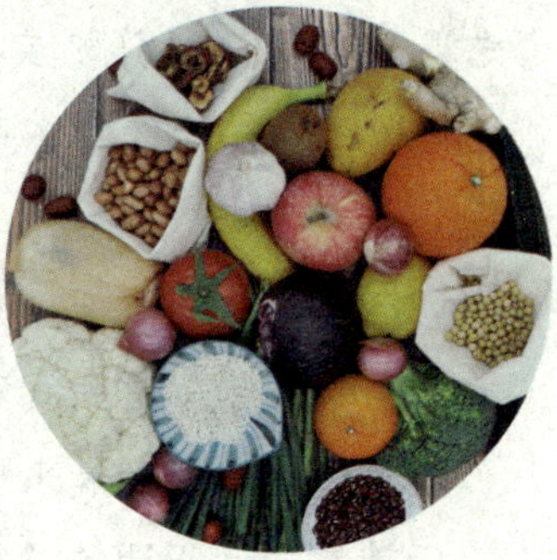

按语

癌症患者的营养均衡前提是摄入要保障“三足一多”，即热量足、蛋白质足、维生素足和多饮水，而像刘女士那样过多地食用所谓的滋补品，实际上对康复并没有太大的作用，甚至可能带来负面影响。要达到“三足一多”，家属可为患者设定一个基本饮食结构谱，即一般身体状况患者每天需要 1 ~ 2 杯奶，1 ~ 2 个蛋，150 克瘦肉，水果和蔬菜约 4 种，200 ～ 300 克谷物，2 ～ 3 升水。鱼类、禽类、肉类、鸡蛋、牛奶、奶制品、豆制品可提供丰富的蛋白质，其中鱼类富含易消化吸收的优质蛋白。如果患者十分忌讳某种营养食物，也不必勉强，可以选择另一种可替代的营养物。

应该说，为患者制定食谱很重要，而做成符合患者口味的美食更重要。因为癌症患者常常会感到食欲不振、恶心或消化不良，而可口的食物会激发患者的食欲，让患者享受进餐的快乐，餐后有满足感和幸福感。因此在为患者安排食谱时，应充分考虑患者的口味和感受，注意食物的外观。

（二）过度忌口导致营养不良

李婆婆患卵巢癌，经治疗后癌症已得到了根治。不过，她一直面色苍白、全身乏力、失眠，整天担心卵巢癌复发。到医院检查多次，无肿瘤复发迹象，但医生认为她营养不良。仔细询问后发现，李婆婆因担心吃了“发物”会引起疾病复发，患病后除排骨汤、米饭、萝卜、白菜、盐和水之外，什么都不敢吃。

按语

“发物”是民间对禁忌食物流行的说法，虽已证实是缺乏科学依据的传言，但多年来一直困扰着人们。李婆婆食谱范围太窄的主要原因就是忌讳所谓的“发物”，担心“发物”会导致癌症扩散转移，会使已治愈的肿瘤复发。民间所谓“发物”，在不同地区、不同经济文化背景、不同价值观念、不同民族、不同信仰、不同年龄之间存在较大差异。如果把不同背景下的癌症患者的饮食禁忌物汇集在一起，人们会惊奇地发现，可供癌症患者选择的食物实在太少了。

例如，在某地区民间流行的“发物”包括牛肉、牛奶、羊肉、猪肝、猪肚、猪蹄、猪膀、带皮猪肉、鸡肉、鸡蛋、鸭肉、海带、虾、海鱼、螃蟹、草鱼、鲫鱼、鲇鱼、豆制品、姜、葱、芹菜、韭菜、南瓜、花菜、辣椒、胡椒、酱油……看看这些禁忌食物，难怪李婆婆只能吃排骨、萝卜、白菜。从肉类、奶类、蔬菜、瓜果到调味品，几乎对每种食物都有多种说法，真是让人不知所措。由于弄不清楚哪些食物对癌症患者是安全的，不少患者只好放弃营养丰富的美味食品，被迫选择单调乏味的食物，甚至与家人分餐而食，其结果难免导致营养失衡，甚至严重营养不良。

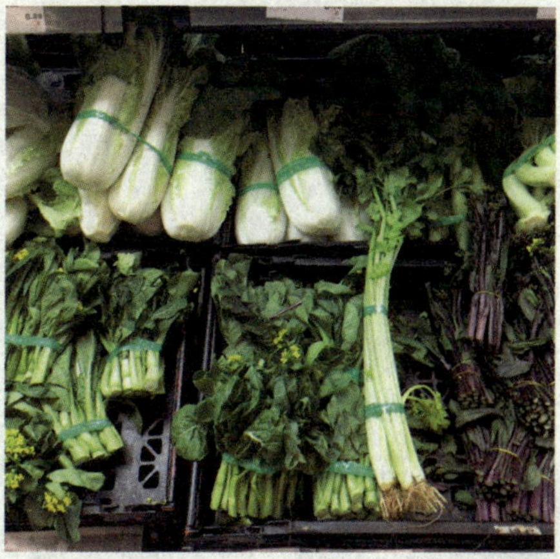

当然，某些食物的确可能与癌症病情恶化存在某些未知关联，是引起癌症病情恶化的启动因子，但目前尚缺乏科学依据。一般而言，为避免对病情的刺激，建议患者少吃狗肉、羊肉；其他食物可自由选择。另外，根据患者的体质，我们会建议患者吃一些补益的食物，少吃一些温燥的或寒凉的食物，但剩余的可选择食物还有很多。

三、卵巢癌手术后的饮食调理

（一）手术后腹部胀满

因为麻醉药物副作用、手术刺激、手术失血等多种原因，盆腔肿物患者术后胃肠道蠕动减弱，肠道粘连，容易腹部胀痛不适，可选用一些疏肝理气、活血祛瘀的食材来促进胃肠功能的恢复。

1. 肝胃不和型

佛手三仙饮

材料 佛手（鲜果）30 克，山楂 24 克，神曲 24 克，麦芽 18 克。

做法 佛手切片，将上述材料用水煎服，早晚各 1 次。

功效 疏肝理气，开胃消食。佛手具有疏肝理气的功效，山楂具有活血祛瘀、消食除积的功效，麦芽具有健脾开胃、退乳消胀的功效，神曲具有健脾消食、理气化湿的功效。

适应证 用于卵巢癌患者手术后腹部胀满、消化不良、食欲差。

香橼陈皮排骨汤

材料 香橼 6 克，陈皮 10 克，排骨 400 克。

做法 香橼、陈皮泡水后洗干净；排骨斩小块，在开水中煮片刻，捞出用清水洗净；将清水 1 500 毫升放入汤煲里，待水滚后放入所有材料，加入生姜，以大火煮开，转为小火，煮 2 小时，放盐调味即可。

功效 疏肝理气和胃。香橼具有理气降逆、宽胸化痰的功效，陈皮具有理气降逆、调中开胃、燥湿化痰的功效，排骨具有补中益气、滋阴健脾补血的功效。

适应证 适用于卵巢癌患者手术后腹部胀满疼痛、消化不良、食欲差。

2. 气滞血瘀型

橘叶苏梗茶

材料 鲜橘叶 20 克（干品 6～12 克），苏梗 10 克，红糖 15 克。

做法 将以上材料放入保温杯中，加盖，开水泡 15 分钟。代茶饮用。

功效 疏肝理气祛瘀。橘叶具有散瘀止燥的功效，苏梗具有理气宽中止痛的功效，红糖具有健脾益气、健胃补血的功效。

适应证 用于卵巢癌患者手术后腹部胀满疼痛、精神闷苦不乐。糖尿病患者可去掉红糖。

（二）手术后大便不通

因为麻醉药物副作用、手术刺激、手术失血等多种原因，盆腔肿物患者手术后胃肠道蠕动减弱，肠道粘连，容易出现腹部胀痛、便秘等，中医认为多属于气血亏虚、瘀血阻滞、胃肠道失司。食疗方面可以选用益气活血、理气通便的食材或中草药。

1. 阴虚血瘀型

木耳益母草煲猪肝

材料 益母草50克，黑木耳30克，猪肝200克。

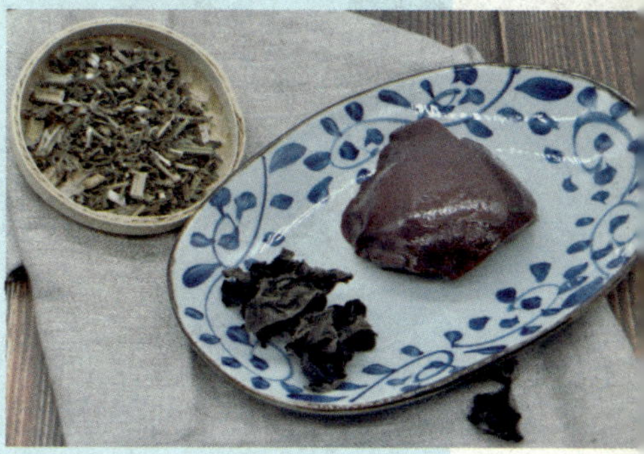

做法 益母草用纱布包好，扎紧口；黑木耳泡发后去蒂洗净，撕成碎片。锅置火上，放入适量清水、益母草包、木耳、猪肝，煮30分钟，取出益母草包，略煮即可。

功效 祛瘀补肝，养血凉血通便。益母草具有活血化瘀的功效，黑木耳具有清热凉血通便的功效，猪肝具有补血养肝的功效。

适应证 适合于妇科肿瘤患者手术后血热、烦躁、睡眠差、大便硬结。

猪红番茄木耳汤

材料 猪红200克，番茄3个，黑木耳30克。

做法 将猪红切薄片，番茄切片，黑木耳泡发后洗净撕小朵。锅置火上放油烧热，放入葱花、蒜末煸香，放入猪红煸炒至两面变色。加入高汤烧开，再加入番茄、黑木耳，倒入少许料酒煮开。再煮 5 分钟，放入盐、鸡精、少许醋调味即可。

功效 祛瘀生血，解毒通便。猪红具有解毒清肠、补血美容的功效，番茄具有清热止渴、养阴凉血的功效，黑木耳具有益气强身、活血的功效。

适应证 适合于妇科肿瘤患者手术后口干、口唇紫暗、大便费力。

2. 阳虚血瘀型

当归苁蓉炖瘦肉

材料 核桃、肉苁蓉、桂枝各 5 克，黑枣 6 枚，猪瘦肉 250 克，当归 10 克，淮山药 25 克。

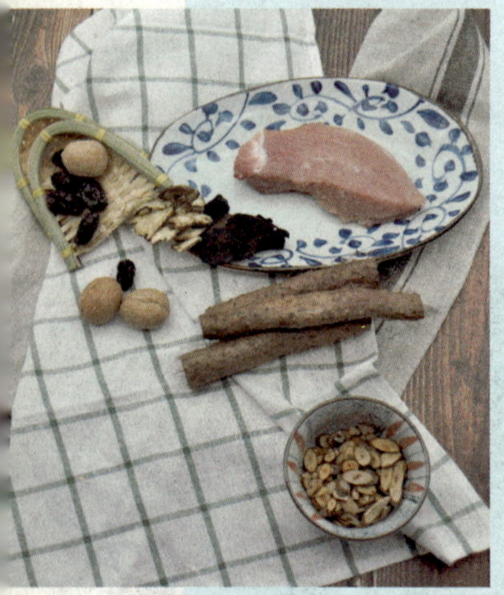

做法 猪瘦肉洗净，汆烫。核桃、肉苁蓉、桂枝、当归、淮山药、黑枣洗净放入锅中，猪瘦肉置于药材上方，再加入少量米酒及适量水，水量盖过材料。用大火煮开后，改小火炖 40 分钟，加入姜片及盐调味即可。

功效 温阳补血，活血润肠。核桃具有补气养血、湿润肠道的功效；肉苁蓉、当归具有补血润肠通便的功效，当归兼有活血之效，桂枝具有补中温阳、行瘀活血的功效，黑枣、淮山药具有补中益气的功效，猪瘦肉具有补气养血的功效。

适应证 适合于妇科肿瘤患者手术后虚寒血瘀、四肢不温、口唇色淡、大便硬结。

3. 阴血亏虚型

番薯叶鲫鱼汤

材料 番薯叶 300 克，鲫鱼 1 条（约 500 克），猪瘦肉 50 克。

做法 番薯叶洗净；猪瘦肉洗净，切丝；鲫鱼洗净，煎至微黄，加入清水 1 500 毫升和生姜，大火滚沸后改小火滚约 20 分钟，下猪瘦肉和番薯叶，滚至猪瘦肉刚熟，下盐便可。

功效 清润补益，润肠通便。番薯叶具有清热解毒、润肠通便的功效，鲫鱼、猪瘦肉具有清润、补益生血的功效。

适应证 适合于妇科肿瘤患者手术后烦躁口干、大便费力、大便硬结。

（三）手术后烦躁、睡眠差

因手术造成短期内生活不便、女性激素的改变，无法适应新的生活等，使女性患者心理压力大，产生多种心理问题。由于手术伤及阴血，导致血虚、血热内扰，患者多出现失眠多梦、焦虑、心烦易怒等症状，食疗方面可以选用养阴补血、清心镇静安神的食材或中草药。

1. 虚热内扰型

桂圆酸枣仁炖瘦肉汤

材料 桂圆 20 克，酸枣仁 15 克，黑枣 6 枚，猪瘦肉 250 克，川芎 10 克。

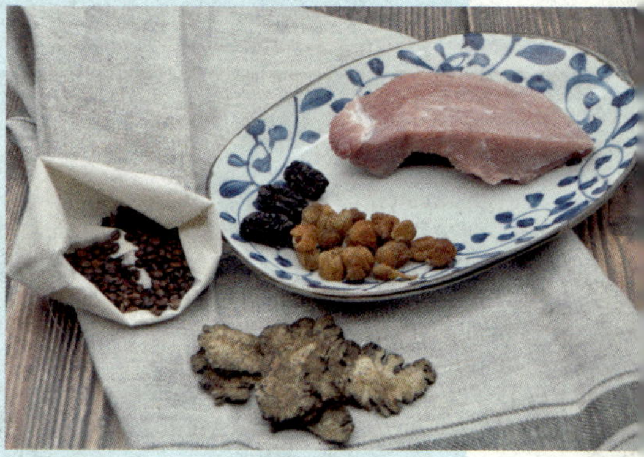

做法 猪瘦肉洗净，汆烫。桂圆、酸枣仁、川芎、黑枣洗净放入锅中，猪瘦肉置于药材上方，再加入少量米酒及适量水，水量盖过材料。用大火煮开后，改小火炖 40 分钟，加入姜片及盐调味即可。

功效 活血调达肝气，养血补肝，宁心安神。桂圆、酸枣仁具有养血补肝、安心宁神的功效，川芎具有活血行气的功效，黑枣具有补中益气的功效，猪瘦肉具有补气养阴的功效。

适应证 适合于妇科肿瘤患者手术后血虚、多虑、睡眠差。

2. 血虚阳亢型

龙骨牡蛎炖鲫鱼汤

材料 鲫鱼 1 条（约 500 克），龙骨 50 克，牡蛎 50 克。

做法 龙骨、牡蛎冲洗干净，入锅，加清水 1 500 毫升熬成汤，捞起弃渣。鱼去鳃、肚后洗净拭干，切段，入油锅炸至酥黄，捞起。将炸好的鱼放入汤中，熬至汤汁浓郁，加葱段、盐调味即可。

功效 补益肝肾，镇静安神。龙骨、牡蛎具有平肝、潜阳、镇静安神的功效，鲫鱼具有和中补虚、温胃进食的功效。

适应证 适合于妇科肿瘤患者手术后血虚、多虑、睡眠差、烦躁易怒。

3. 血虚血寒型

远志枸杞乳鸽汤

材料 乳鸽 1 只，枸杞 15 克，远志 15 克，桂圆 20 克，当归 10 克，黑枣 3 枚。

做法 将原料洗净后放入 1 500 毫升清水中，加入生姜片，大煮沸后改小火炖 1 小时，加适量的白糖或精盐调味即可。

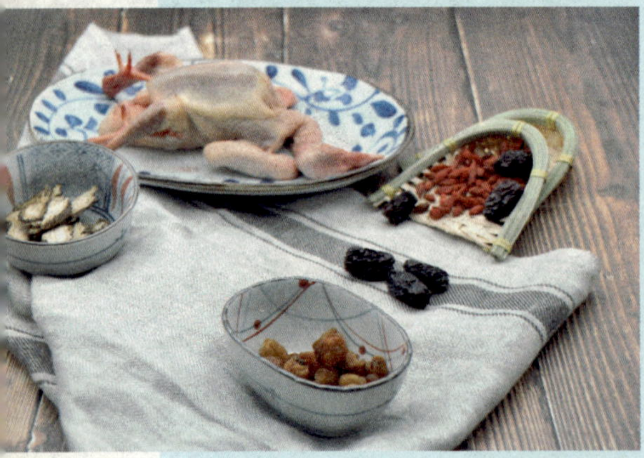

功效 益气补虚，养血安神。乳鸽具有滋补肝肾、补气血的功效，枸杞具有补肾益精、补血安神的功效，远志具有安神益智的功效，桂圆具有益脾健脑的功效，当归具有补血润肠通便的功效。

适应证 适用于卵巢癌患者手术后烦躁不眠、食欲差、乏力、唇色暗淡、畏寒。

（四）手术后腰痛

卵巢癌患者手术后腰痛可能为手术后体弱、静脉血栓引起淋巴回流受阻所致，中医认为腰痛主要由于患者手术后肝肾亏虚、正虚湿邪入络、血行不畅引起，食疗应以补益肝肾、祛湿活血通络为法。可选用一些补益肝肾、祛湿活血通络的中药食材。

1. 气血亏虚型

杜仲牛膝猪腰汤

材料 猪腰2个，杜仲30克，牛膝30克。

做法 猪腰中间切开，去白色筋膜。杜仲、牛膝分别洗净，与猪腰一起放入砂煲内，加清水适量，大火煮沸后，改用小火煲至猪腰熟烂，去渣加盐调味。

功效 补肾壮腰强骨。猪腰具有健肾补腰、散瘀消肿的功效，杜仲具有补肝肾、强筋骨的功效，牛膝具有补肝肾、强筋骨、活血化瘀的功效。

适应证 适用于卵巢癌患者手术后气血亏虚引起的腰酸腰痛、畏寒肢冷、面色苍白等。

2. 血虚湿滞型

川芎蝎子水蛇汤

材料 川芎10克，活蝎子20只（约30克），水蛇肉250克，猪瘦肉250克。

做法 水蛇肉洗净切成小段；活蝎子直接放入开水里烫死，捞出洗净沥水待用，注意去掉尾钩以降低蝎子的毒性；川芎洗净；猪瘦肉洗净切块。把所有食材一起放入汤煲，加入足量的水大火烧开，撇尽浮沫以后放入生姜片，再改小火煲90分钟左右，放盐调味即可食用。

功效 活血祛湿通络。蝎子具有通络止痛、攻毒散结的功效，水蛇具有祛湿通络止痛的功效，川芎具有活血调经、祛风止痛的功效，猪瘦肉具有补气养血的功效。

适应证 适用于卵巢癌患者手术后血虚瘀血湿邪阻滞引起的腰痛、肢体困重等。

（五）手术后下肢浮肿

卵巢癌患者手术后下肢浮肿可能为手术后营养状态差、白蛋白低、静脉血栓引起淋巴回流受阻所致，中医认为应以祛瘀散结、利水消肿为法。可选用一些活血利水的中药食材。

1. 血虚血瘀型

川芎当归水蛇汤

材料 川芎 20 克，当归 20 克，陈皮 5 克，去皮水蛇 400 克，猪展肉 150 克。

做法 水蛇洗净斩段后氽水。猪展肉切块。川芎、当归、陈皮一起稍浸泡。然后所有材料一起下煲，加入清水 2 500 毫升，先大火煮沸，撇尽浮沫以后放入生姜片，改小火慢熬 2 小时，加盐调味即可。

功效 养血活血，祛瘀通络。川芎、当归具有养血活血的功效，水蛇具有滋阴清热、通血络的功效，猪展肉具有补益气血的功效，陈皮具有行气和胃的功效。

适应证 适用于卵巢癌患者手术后腰痛、下肢浮肿。

2. 血虚水停型

车前草淮山煲猪小肚汤

材料 鲜车前草 200 克，猪小肚 1 只，淮山 70 克，猪骨或猪瘦肉 150 克。

做法 猪小肚剪开后，加入生粉和盐搓揉去味，沸水汆过。猪骨或猪瘦肉洗净汆过水再洗净。姜片洗净，淮山切块洗净。所有材料一起下煲，加入清水 2 500 毫升左右，先大火煮沸，改小火慢熬 2 小时，加盐调味即可。

功效 补益脾肾，利水消肿。淮山、猪骨、猪瘦肉具有补益脾肾的功效，车前草具有利水消肿的功效，猪小肚具有利水消肿、补益脾肾的功效。

适应证 适用于卵巢癌患者手术后气血亏虚、营养差而致下肢浮肿。

粉葛赤小豆鲫鱼汤

材料 鲫鱼 1 条（约 500 克），土茯苓、粉葛各 250 克，赤小豆 30 克。

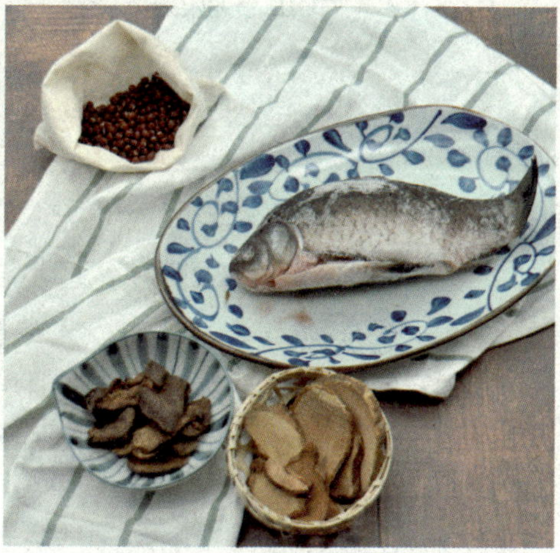

做法 土茯苓、粉葛去皮，切滚刀块。赤小豆提前浸泡。洗好的鲫鱼拭干水，热锅倾油，放入姜片，将鲫鱼煎至两面微黄。煮沸清水，放入赤小豆、土茯苓、粉葛熬煮至熟烂。最后放入煎好的鲫鱼，加姜片，大火煮 10 分钟，转小火煲 30 分钟，加盐调味即可。

功效 补益脾肾，利水消肿。鲫鱼具有清润补益的功效，赤小豆具有利水消肿、清热解毒的功效，粉葛具有解肌退热、生津止渴的功效，土茯苓具有清湿热、解毒利水的功效。

适应证 适用于卵巢癌患者手术后气血亏虚，营养差而致下肢浮肿。虚寒者慎用。

（六）促进伤口愈合

卵巢癌患者手术后多为血虚血瘀体质，治疗上以补气活血养血来促进伤口愈合、机体恢复。

1. 血虚血瘀型

黄芪当归乌鸡汤

材料 乌鸡肉 250 克，当归 15 克，黄芪 20 克。

做法 乌鸡肉洗净切块，当归、黄芪洗净，一起放入煲内，加适量水，小火煮熟，调味即可食用。

功效 益气活血养血。黄芪具有补气生血的功效，当归具有养血活血的功效，乌鸡肉具有补益气血的功效。

适应证 适用于卵巢癌患者手术后或晚期乳腺癌患者疲倦乏力、面色淡白、消瘦。

2. 气血亏虚型

人参大枣粥

材料 人参 4～6 克，大枣 12 枚，粳米 50 克。

做法 以上材料，加水适量，以小火煮熟成稠粥，晨起空腹食用。

功效 益气补血。人参具有大补元气的功效，大枣具有补中益气、养血安神的功效，粳米具有补脾胃、养五脏、壮气力的功效。

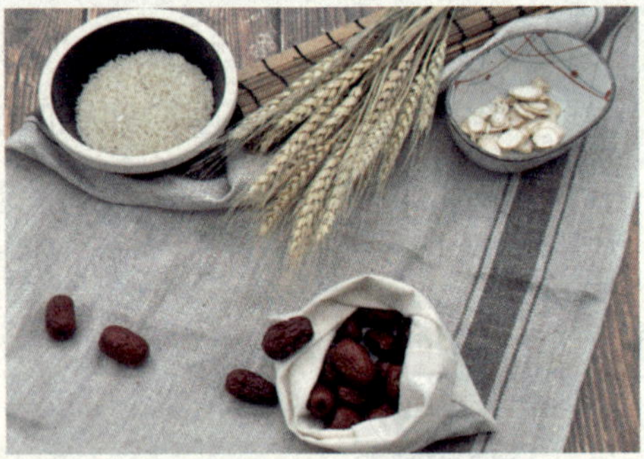

适应证 适用于卵巢癌患者手术后或晚期患者疲倦乏力、面色淡白、消瘦、虚脱、身体虚弱。

鸡血藤乌鸡汤

材料 乌鸡肉 650 克，鸡血藤 80 克，大枣 40 克。

做法 鸡血藤洗净，斩碎。大枣洗净去核。将乌鸡肉放入滚水中焯烫 5 分钟，取出过冷水。把所有材料放入锅内，加适量水，大火煮沸，改小火煲 2 小时，加盐调味即可。

功效 益气补血。鸡血藤、大枣、乌鸡具有补益气血的功效。

适应证 适用于卵巢癌患者手术后、化疗后、晚期贫血、疲倦乏力、唇舌淡白等。

3. 阴血亏虚型

猪脊骨何首乌汤

材料 猪脊骨 250 克，何首乌 20 克，肉苁蓉 20 克，大枣 20 枚。

做法 猪脊骨洗净，斩块。何首乌、肉苁蓉洗净。大枣洗净去核。将上述材料及生姜放入锅中，加适量清水，大火煮沸后，改小火煲至骨软烂，加盐调味即可。

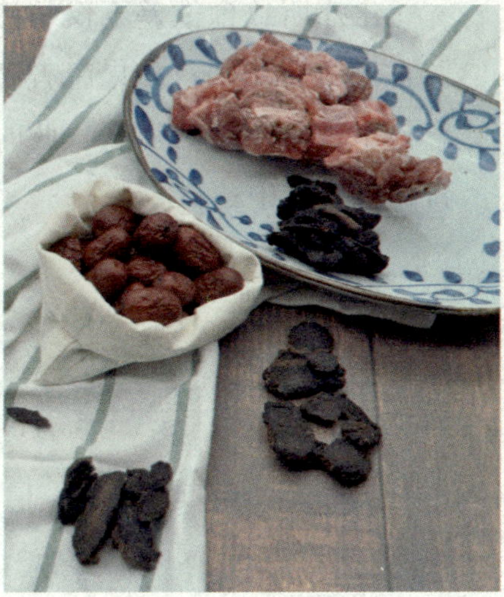

功效 滋阴养血。何首乌、肉苁蓉具有补肝肾、益精血的功效，大枣具有生血的功效，猪脊骨具有滋补肾阴、填精补髓的功效。

适应证 适用于卵巢癌患者手术后、化疗后精神不振、体倦乏力、少气、大便干硬、舌质淡白、苔薄白、脉细弱等。

四、卵巢癌化疗后的饮食调理

正在化疗的患者的饮食不能千篇一律，而是需要根据患者的化疗反应来具体制定。一般来说，化疗后 3～14 天患者会出现食欲差、便秘或腹泻、疲劳等情况，但随着机体的恢复，各种不适感会逐渐消失。当然，患者的体质不同，出现上述反应的时间及持续时间也不同。如果消化道副反应较重，尽管患者体质比较虚弱，也应少进食补益食物，应以健脾开胃为原则，以健脾和胃的膳食调治，如蔗汁、姜汁、乌梅、香蕉、金橘等。如果急于进食大鱼大肉等补益类食物，则会加重患者食欲差甚至呕吐等症状，造成虚不受补的现象。

待患者消化道症状改善后，再采用健脾补肾的方法改善患者易疲劳体质，提高患者免疫力，为患者下一期治疗做准备。健脾补肾可用山药粉、薏米粥、动物肝、胎盘、阿胶、甲鱼、木耳、枸杞、莲藕、香蕉等。

（一）化疗后食欲差

化疗所致食欲差不仅与使用的化疗药物有关，还与患者所处的地域及自身体质相关。如果患者脾胃功能虚弱、脾胃失和、湿滞于内，则更容易出现食欲差的症状。此时应少食用油腻辛辣的食品，多服用健脾和胃的食材或中药材。

1. 湿滞脾胃型

和胃祛湿粥

材料 芡实 30 克，厚朴 10 克，橘皮 10 克（鲜品 15 克），粳米 50～100 克。

做法 先将上述药材煎取药汁，去渣，然后加入粳米煮粥。

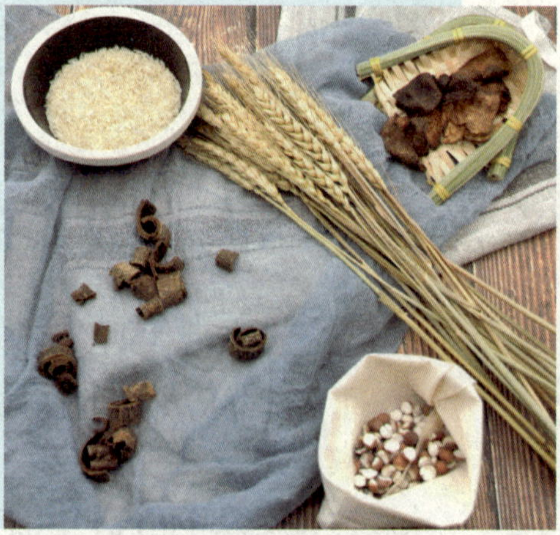

功效 燥湿和胃。芡实具有健脾化湿的功效，厚朴具有燥湿和胃的功效，橘皮具有行气化湿的功效，粳米具有补养气血的功效。

适应证 适合于卵巢癌患者化疗后湿滞脾胃，症见脘腹胀满、不思饮食、舌苔厚腻。

2. 脾胃失和型

芦笋鲫鱼汤

材料 鲫鱼 1 条（约 500 克），蘑菇 80 克，芦笋 80 克。

做法 将鲫鱼洗净放热锅冷油中煎至两面焦黄。再准备一个砂锅，放入大半锅水烧开，放入煎好的鱼，大火烧开后改为中小火，约煮 20 分钟至汤变为奶白色，加入蘑菇和芦笋、生姜，煮 3 分钟左右，加盐、胡椒粉调味即成。

功效 益胃醒脾，开胃止呕。鲫鱼具有清润补益的功效，蘑菇具有益气开胃的功效，芦笋具有清热醒脾、开胃止呕的功效。

适应证 适用于卵巢癌患者化疗后食欲差、恶心呕吐。

鲜藕姜汁粥

材料 鲜藕（去节）500 克，生姜汁 10 克，粳米 100 克。

做法 鲜藕去皮，洗净切碎，与粳米一起加入 1 000 毫升清水中，小火慢煮粥，熟时加入姜汁即成。

功效 健脾开胃。藕具有补益脾胃的功效，生姜汁具有和胃止呕的功效，粳米具有补养气血的功效。

适应证 适合于卵巢癌患者化疗后脘腹胀满、不思饮食、恶心欲呕。

（二）化疗后呕吐

化疗后呕吐是较厌食更加严重的症状，平素脾胃虚弱的患者，接受顺铂等化疗药物的患者发生呕吐的概率较高，中医认为属于脾胃不和、湿浊内生、胃气上逆。此时应少服用油腻辛辣的食品，多服用健脾和胃、化湿止呕的食材或中药材，如生姜、紫苏、橘皮、竹茹、半夏等。

1. 胃虚有热型

橘皮竹茹粥

材料 橘皮 10 克（鲜品 15 克），党参、竹茹各 12 克，大枣 10 枚，生姜 3 片，甘草 6 克，粳米 50～100 克。

做法 先将上述药材煎取药汁、去渣，然后加入粳米煮粥。

功效 益气清热止呕。党参具有益气补血的功效，竹茹具有清热和胃止呕的功效，橘皮具有理气健脾的功效，大枣具有滋阴补血的功效，生姜具有和胃止呕的功效，粳米具有益脾胃、除烦渴的功效。

适应证 适用于卵巢癌患者化疗后胃虚有热所致食欲差、嗳气、呕吐、舌红少苔。

2. 胃虚有痰型

半夏粳米粥

材料 姜半夏 20 克，生姜 10 克，大枣 5 枚，党参 6 克，粳米 50～100 克。

做法 先将上述药材煎取药汁、去渣，然后加入粳米煮粥。

功效 益气化痰止呕。姜半夏具有和胃止呕化痰的功效，党参具有益气补血的功效，粳米具有益脾胃、除烦渴的功效。

适应证 适用于卵巢癌患者化疗后胃虚痰阻呕吐，症见食欲差、呕吐物清稀等。

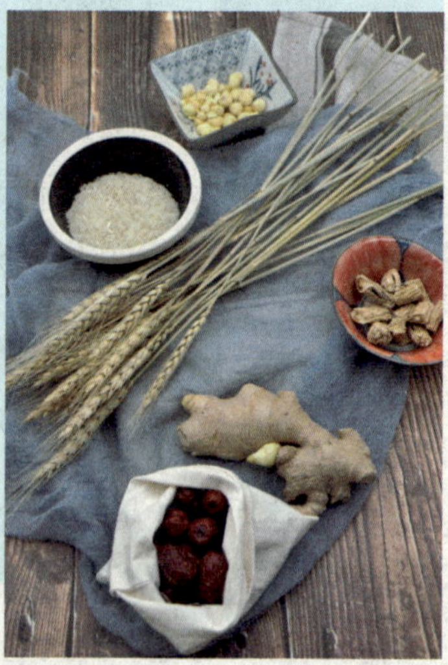

3. 肝气犯胃型

陈皮佛手粥

材料 陈皮、佛手各 15 克，粳米 100 克。

做法 将陈皮、佛手与洗净的粳米加适量水，一起煮粥，粥熟时加入冰糖即可。

功效 疏肝化湿和胃。陈皮具有理气健脾的功效，佛手具有理气化痰、舒肝健脾的功效，粳米具有益脾胃、除烦渴的功效。

适应证 适用于卵巢癌患者化疗后肝气犯胃，症见心烦易怒、嗳气不适、频频干呕。糖尿病患者不加糖食用。

4. 湿邪上逆型

香橼薏苡仁排骨汤

材料 香橼 6 克，排骨 400 克，薏苡仁 150 克，陈皮 5 克。

做法 薏苡仁先泡水 30 分钟。香橼、陈皮泡水后洗干净，姜切片。排骨切块，放入开水中煮片刻，拿出来用清水冲洗干净。将 1 500 毫升清水放入汤煲里，待水滚后放入所有材料，以大火煮开，转为小火煮 2 小时，放盐调味即可。

功效 疏肝理气，祛湿和胃。香橼具有疏肝理气止呕的功效，薏苡仁具有健脾渗湿的功效，排骨具有补肾养血、滋阴润燥的功效，陈皮具有理气健脾的功效。

适应证 适用于卵巢癌患者化疗后肝气湿邪困脾犯胃，症见心烦易怒、食欲差、恶心呕吐、舌苔厚腻。阴虚血燥者慎用。

（三）化疗后腹泻

化疗后腹泻的概率较低，但也曾发生，特别是接受伊立替康等致泻类化疗药物或平素脾肾阳虚或化疗后白细胞减少的患者发生腹泻的概率较高。中医认为化疗导致的腹泻为脾虚湿盛所致。

此时应少服用油腻辛辣的食品，多服用健脾和胃、化湿止泻的食材或中药材，如白术、红薯、白扁豆、炒薏仁、芡实、山药、石榴、香菇、芫荽、生姜、熟藕、马铃薯、茭白。

1. 脾虚湿盛型

莲子芡实猪肚汤

材料 莲子、山药各 50 克，芡实 25 克，猪肚 1 个，猪瘦肉 150 克。

做法 各配料洗净，莲子去芯，稍浸泡。猪肚里外洗净，用生粉或盐反复揉擦，再用水冲净，猪瘦肉亦洗净，汆水后与生姜一起放瓦煲内，加水 2 500 毫升（即 10 碗量），大火煲沸，改小火煲 2 小时，加入食盐便可。

功效 滋脾健胃，化湿止泻。猪肚具有健脾胃的功效，山药具有健脾化湿的功效，莲子具有滋阴补虚的功效，芡实具有益肾固精的功效，猪瘦肉具有补气养血的功效。

适应证 适用于卵巢癌患者化疗所致少气乏力、不思饮食、大便溏薄。

芡实薏仁山药粥

材料 芡实 30 克，炒薏仁 30 克，山药 50 克，糯米 150 克。

做法 上述材料洗净，山药切碎，与糯米一起加入 1 000 毫升清水中，小火慢煮熬成粥，熟时加入少许姜汁即成。

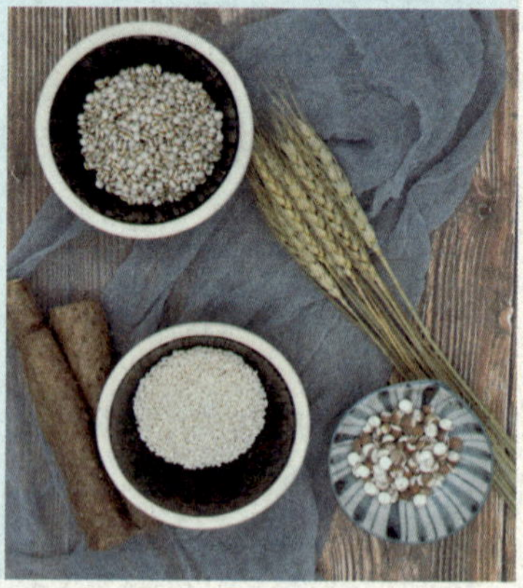

功效 健脾化湿止泻。芡实、薏仁、山药具有健脾化湿的功效，糯米具有健脾暖胃补血的功效。

适应证 适用于卵巢癌患者化疗所致少气乏力、不思饮食、大便溏薄。

2. 脾肾阳虚型

荔山莲子粥

材料 干荔枝核 15 枚，山药 15 克，莲子肉 15 克，粳米 150 克。

做法 上述材料洗净，山药切碎，与粳米一起加入 1 000 毫升清水中，小火慢煮熬成粥，熟时加入姜汁即成。

功效 温肾健脾，固肠止泻。干荔枝核具有理气散寒止痛的功效，莲子肉具有滋养补虚、补脾止泻的功效，山药具有健脾化湿的功效，粳米具有理气健脾的功效。

适应证 适用于卵巢癌患者化疗所致的晨起腹泻，次数多，遇冷加重。

（四）化疗后便秘

患者化疗过程中因为止呕药物和化疗药物的应用影响胃肠道功能，多会引起便秘。一般来说，化疗过程中短期的便秘主要是气滞便秘，可以多食用一些理气通便的食材或中药材，如番薯、番薯叶、萝卜、冬瓜汁、莱菔子等；如果患者体质虚弱，多程化疗引起的顽固性便秘则多为虚秘，可以多食用一些益气补血、润肠通便的食材或中药材，如黑芝麻、猪脚、当归、肉苁蓉等。

1. 气滞型

苏麻粥

材料 苏子、麻仁各 15 克，糯米 150 克。

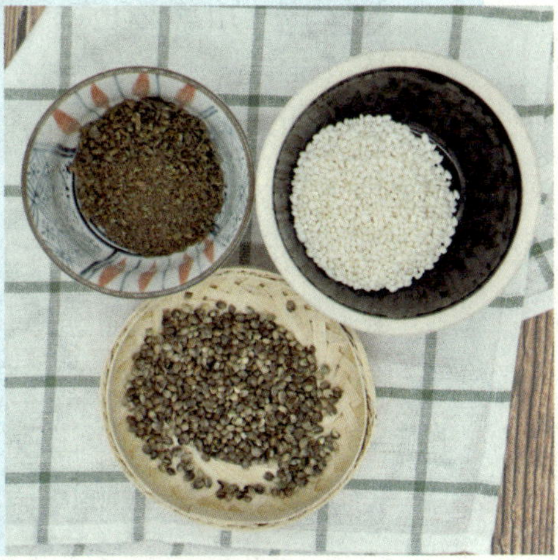

做法 苏子、麻仁洗净，与糯米一起加入适量清水中，大火煮沸后改小火慢煮熬成粥。

功效 理气通便。苏子、麻仁具有润肠通便的功效，苏子兼有通降肺腑之气的功效，糯米具有健脾养胃的功效。

适应证 适用于卵巢癌患者化疗导致的气滞便秘，症见腹胀、大便次数减少。

2. 气血亏虚型

当归苁蓉炖猪蹄

材料 肉苁蓉、当归、首乌、炒黑芝麻各 30 克，猪蹄 2 只。

做法 猪蹄洗净切块，肉苁蓉、当归、首乌、炒黑芝麻洗净备用，上述材料加 1 500 毫升清水煲 3 小时，加盐调味，饮汤食肉。

功效 益气补血，润肠通便。首乌、黑芝麻具有补益精血、润肠通便的功效，猪蹄具有补血的功效，肉苁蓉具有补肾阳、益精血的功效，当归具有补血和血的功效。

适应证 适用于卵巢癌患者大便乏力、便硬、化疗后气血亏虚所致的虚秘。

（五）化疗后手足麻木

有些化疗药物会导致手足麻木，多考虑为血虚寒凝、血络瘀阻所致，可选用温阳补血、活血通络的食材来治疗，如川芎、当归、水蛇等。

1. 血虚血瘀型

川芎当归水蛇汤

材料 川芎 20 克，当归 20 克，陈皮 5 克，去皮水蛇 400 克，猪展肉 150 克。

做法 水蛇洗净斩段后汆水。猪展肉切块。陈皮、川芎、当归一起稍稍浸泡。然后所有材料一起下煲，加入清水 2 500 毫升左右，先大火煮沸，改小火慢熬 2 小时，加盐调味即可。

功效 养血活血通络。川芎、当归具有活血补血的功效，陈皮具有理气健脾的功效，水蛇具有除消渴烦热的功效，猪展肉具有清热除痰的功效。

适应证 适用于卵巢癌患者化疗后手足麻木、遇冷麻木刺痛加重。

2. 阳虚血瘀型

黄芪桂枝蝎子汤

材料 黄芪30克，桂枝10克，蝎子20只（约30克），猪展肉200克或水蛇200克，大枣3枚。

做法 水蛇或猪展肉洗净切块汆水。蝎子放入滚水中片刻，捞出洗净，沥水待用，注意去掉尾钩以降低毒性。桂枝、黄芪、大枣一起稍稍浸泡。然后所有材料一起下煲，加生姜片，加入清水2 500毫升，先大火煮沸，改小火慢熬2小时，加盐调味即可。

功效 温阳补血通络。黄芪具有补气固表的功效，桂枝具有补元阳、暖脾胃、通血络的功效，蝎子具有消炎止痛、通血络的功效，猪展肉具有清热除痰的功效，水蛇具有除消渴烦热的功效。

适应证 适用于卵巢癌患者化疗后手足麻木，遇冷麻木疼痛加重。

（六）化疗后贫血乏力

因为化疗药物易损伤脾胃，久之气血生化功能不足，容易出现贫血、乏力等症状，可选用益气养阴补血的中药食材来治疗。如果患者平素口干、睡眠差、舌红少苔，多属于气阴虚，可以服用太子参、石斛、麦冬、百合、沙参等；如果患者贫血、口唇舌淡白，多属于气血亏虚，可以服用当归、黄芪、人参、熟地等。

1. 气阴两虚型

太子参石斛瘦肉汤

材料 太子参30克，石斛15克，猪瘦肉250克。

做法 药材洗净，用纱布包裹，稍浸泡。猪瘦肉洗净，煎至微黄，加入少许清水。上述材料一起下炖盅，加入生姜，加入冷开水1 000毫升，加盖隔水炖3小时，加盐调味。

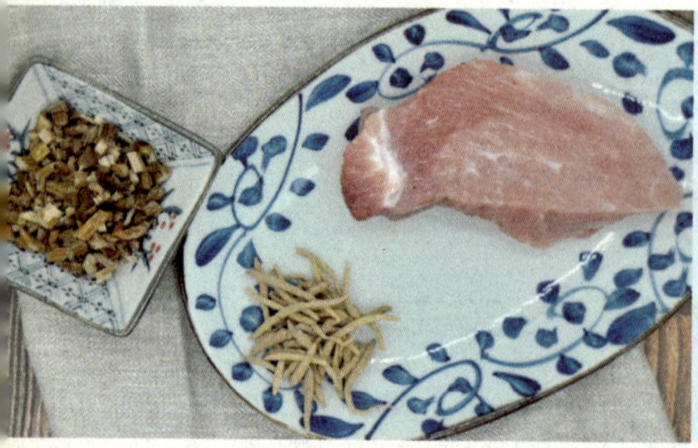

功效 益气养阴。太子参、石斛具有益气养阴的功效，猪瘦肉具有益气补血的功效。

适应证 适用于卵巢癌气阴两虚型患者术后、化疗后、晚期，症见口干、睡眠差、舌红少苔等。

2. 气血两虚型

当归黄芪瘦肉汤

材料 黄芪 30 克，五指毛桃 30 克，当归 10 克，猪瘦肉 250 克。

做法 药材洗净，用纱布包裹，稍浸泡。猪瘦肉洗净，煎至微黄，加入少许清水。上述材料一起下炖盅，加入生姜，加入冷开水 1 000 毫升，加盖隔水炖 3 小时，加盐调味。

功效 益气补血。黄芪具有补气固表的功效，五指毛桃具有健脾补肺的功效，当归具有活血补血的功效，猪瘦肉具有补气养血的功效。

适应证 适用于卵巢癌气血两虚型患者手术后、化疗后、晚期，症见贫血、疲倦乏力、唇舌淡白等。

（七）化疗后脱发

卵巢癌患者化疗期间经常出现脱发现象，但随着化疗的结束，头发会再长出来。化疗期间脱发在中医看来，主要是因为化疗药物伤及气血，发为血之余，气血虚导致脱发。化疗后可以通过补益气血的方法来促进机体恢复，同时促进头发再生。可以选用何首乌、黑芝麻、核桃、大枣等以色补色的食材来进行饮食调理。

1. 血虚型

首乌鸡蛋汤

材料 首乌 20 克，鸡蛋 2 个。

做法　将首乌、鸡蛋放入 250 毫升水中煮约 30 分钟。日服 1 次，吃蛋喝汤。

功效　养血荣发。首乌具有养血滋阴的功效，鸡蛋具有健脑益智的功效。

适应证　适用于卵巢癌患者化疗所致的脱发。

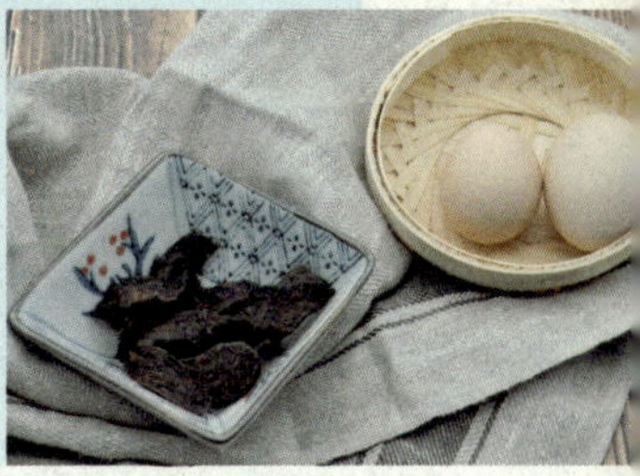

芝麻红糖粥

材料　黑芝麻 200 克，红糖适量。

做法　黑芝麻炒出香味即可。每次加红糖适量嚼食 2 汤匙，每日 2 次。

功效　补肾养血荣发。黑芝麻具有补肝肾、润五脏的功效，红糖具有和血行瘀的功效。

适应证　适用于卵巢癌患者化疗所致的脱发。糖尿病患者禁用。

核桃芝麻粥

材料　核桃仁、芝麻各 30 克，粳米 100 克。

做法　将核桃仁及芝麻各研末。粳米加水煮粥，再加入核桃仁、芝麻各 30 克即可。每日食用 1～2 次。

功效　补肾养血荣发。核桃仁具有补肾润肺的功效，芝麻具有补肝肾、润五脏的功效，粳米具有健脾理气的功效。

适应证　适用于卵巢癌患者化疗所致的脱发。

首乌大枣粥

材料　制首乌 15 克，粳米 80 克，大枣数枚。

做法　制首乌先煮，去渣取汁约 500 毫升，加入粳米、大枣煮粥，粥熟即可。

功效　养血荣发。制首乌、大枣具有养血滋阴的功效，粳米具有健脾理气的功效。

适应证　适用于卵巢癌患者化疗所致的脱发。

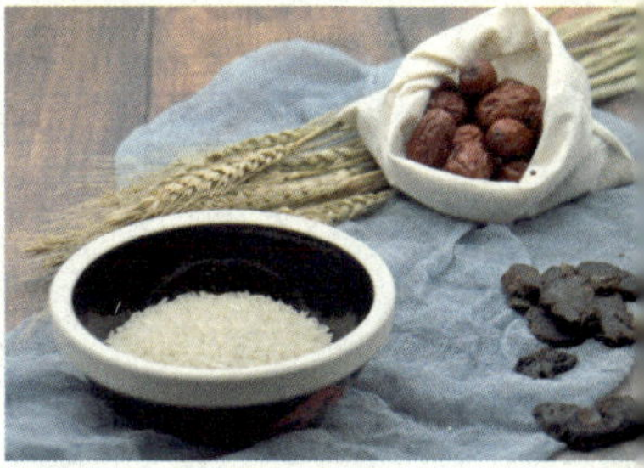

2. 血虚寒型

首乌山药瘦肉汤

材料 首乌30克，山药100克，瘦肉500克。

做法 首乌、山药、生姜用纱布包好，扎口。瘦肉切成小块，加桂皮少许调味，加适量水，小火煮至肉烂熟。去药包，食肉喝汤。

功效 温阳养血。首乌具有养血滋阴的功效，山药具有健脾养血的功效。

适应证 适用于卵巢癌患者化疗所致的脱发。

五、晚期卵巢癌患者的饮食调理

（一）卵巢癌阴道不规则流血

卵巢癌晚期多出现阴道流血、白带黄浊甚至呈黑水样、尿频尿急、便秘、腹痛及下肢肿痛，而全身消瘦、疲倦乏力，多属于局部属实、全身属虚，饮食调理以利湿祛瘀解毒、清补慢养为原则。

如果患者阴道流血色红，伴有灼热感，则多为虚热，饮食上可以选择补血养阴、凉血止血的中药食材，如紫珠草、山药、莲藕、荸荠、花生衣、阿胶、旱莲草、鳖甲、龟甲等，食疗方如紫珠山药乌龟汤。如果患者阴道流血暗黑，伴有血块，腹部喜暖，则多为虚寒，饮食上可以选择温阳补血、止血的中药食材，如艾叶、藕节、仙鹤草、三七、续断、紫河车、冬虫夏草、雄蚕蛾、阿胶等，食疗方如虫草艾叶乌鸡汤。

1. 热毒血瘀型

紫珠山药乌龟汤

材料 紫珠草 20 克，山药 30 克，乌龟 1 只。

做法 将乌龟宰后去肠脏，连龟甲同用。山药、紫珠草洗净。把全部用料放入沸水中，加生姜片、蜜枣，用中火煲 2 小时，加盐调味即可。

功效 养阴软坚，凉血止血。紫珠草具有散瘀止血的功效，山药具有健脾养血的功效，乌龟具有养阴补血、软坚散结、止血的功效。

适应证 适用于卵巢癌患者阴道流血色红、量多、伴有灼热感，口干口苦。

2. 阳虚血瘀型

虫草艾叶乌鸡汤

材料 冬虫夏草 3～5 克，艾叶 20 克，乌鸡 600 克，三七 10 克。

做法 冬虫夏草另炖。其余材料分别洗净，并将乌鸡切块。把全部用料放入沸水中，用中火煲 2 小时，加盐调味即可。

功效 温经补血，化瘀止血。冬虫夏草、乌鸡具有补益精血的功效，艾叶具有温经止血的功效，三七具有止血化瘀的功效。

适应证 适用于卵巢癌患者阴道流血暗黑、伴有血块，腹部喜暖，疲倦乏力。

（二）卵巢癌腹水

腹水是晚期卵巢癌患者的常见并发症，患者因腹水导致食欲差，腹部胀满不适，生活质量明显下降。中医认为卵巢癌腹水多由气滞血瘀毒聚水停所致，体力尚可的患者易伴有热象，体力虚弱者多合并阳虚，亦有合并肝肾阴虚者。

1. 瘀毒水停型

木棉花薏苡仁猪骨汤

材料 干木棉花 40 克，薏苡仁 30 克，扁豆 30 克，猪扇骨 500 克，陈皮 10 克。

做法 清洗木棉花。薏苡仁、扁豆洗净，用清水浸泡 1 小时。陈皮洗净，刮掉白色内瓤。猪扇骨洗净，切块，汆水捞起。煮沸清水，放入所有材料，加生姜片，大火煮 20 分钟，再转小火煲一个半小时，下盐调味即可食用。

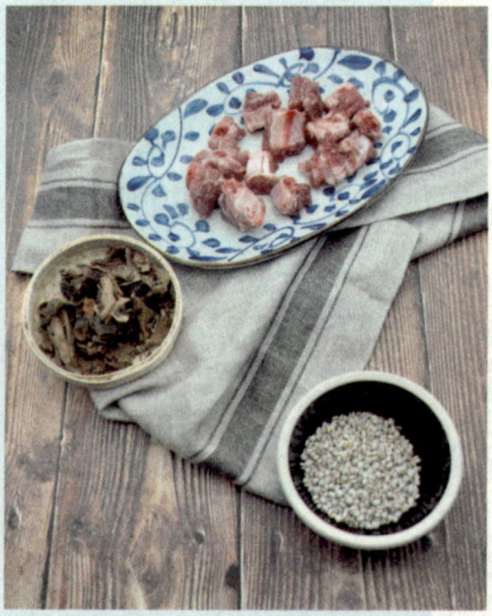

功效 清热解毒，健脾利湿。木棉花具有清热祛湿的功效，薏苡仁具有健脾清热的功效，扁豆具有健脾化湿的功效，猪扇骨具有润肠胃的功效。

适应证 适用于晚期卵巢癌患者腹水、腹胀明显、口干口苦。

2. 阴虚湿聚型

土茯苓生地草龟汤

材料 土茯苓 60 克，生地黄 30 克，薏苡仁 30 克，草龟 1 只，猪骨 200 克。

做法 将草龟宰后去肠脏，连龟甲同用，汆水捞起。猪骨洗净斩小块，汆水捞起。土茯苓洗净斩块，生地黄、薏苡仁洗净。上述材料加入生姜片，加清水 1 500 毫升，大火煮沸后改小火煲 3 小时，加盐调味。

功效 解毒祛湿，滋阴补血。土茯苓具有解毒祛湿的功效，生地黄具有滋阴补血的功效，薏苡仁具有健脾止泻的功效，草龟具有滋阴补血的功效，猪骨具有健胃补骨的功效。

适应证 适用于晚期卵巢癌患者腹水、腹胀明显、失眠多梦、五心烦热。

禅师篇

摆正心态，认识肿瘤
战略藐视，战术重视
处乱不惊，带瘤生存

一、构建稳固“三脚架”，支撑患者脆弱心理

不好的性格和长期的不良情绪与癌症的发生密切相关，在女性中表现更加明显。大城市里乳腺癌、卵巢癌患者中，很多看起来是很健康的女性。她们生活上没有什么坏习惯，工作上则是一丝不苟、认认真真，这些人往往工作压力相对比较大，长期烦琐的工作造就了她们较真而又比较追求完美的个性，因此极易产生身心问题，而不良的情绪是一剂毒药。

疾病初期，没有最后确诊的时候，患者心情复杂焦虑，迫切盼望恶性肿瘤的诊断被否定，甚至到多家医院寻求诊断。在确诊后，则又想知道自己所患的卵巢癌是属于早期还是晚期，有没有扩散转移，对治疗效果还持怀疑态度。之后又会思考个人的前途和命运，对家庭有什么影响。随着症状的加重、病情的恶化，有些患者失去治疗的信心，产生了绝望心理，甚至有不如早死以求解脱的念头。卵巢癌患者在整个治疗、康复过程中会有各种各样的心理问题：恐惧、悲观失望、焦虑、抑郁等。在目前的医疗环境下，患者、患者家属和医生只有互相配合、有效沟通，构建起稳固的“三脚架”，才能支撑患者脆弱的心理和情绪。

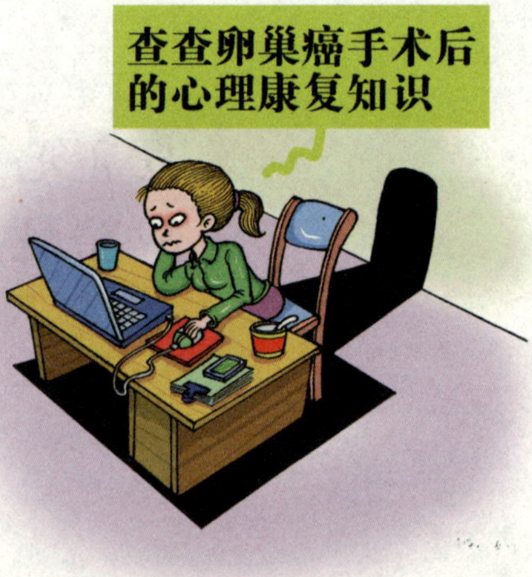

二、如何帮助患者调整不良情绪

患者在整个患病过程中会产生各种各样的情绪和心理问题。有时候心理问题所带来的痛苦甚至超过疾病本身。由于患者之间的性格差异，对疾病的认识不同，所产生的心理问题也不同。下面就对临床中比较常见的一些情绪和心理问题进行分析。

（一）如何缓解诊疗过程中的焦虑感

在整个肿瘤治疗及康复的过程中，基本上每一位患者都会产生不同程度的焦虑感。短期的焦虑感可见于等待确诊的时间、将行手术等待治疗的时间、治疗过程中与家人分离的时间等；长期的焦虑如肿瘤康复后对复发的焦虑不安。

患者焦虑主要表现为烦躁不安、过于敏感，时常有一种说不出的紧张、恐惧和难以忍受的不适感，整天忧心忡忡。

对于比如等待结果所导致的短期的焦虑，家属及朋友要做到多陪伴患者，尽量少谈论患者的病情，帮助患者转移对病情如确诊结果、检查结果的注意力。

卵巢癌是一种比较容易发生的疾病，很多患者会有不同程度的长期焦虑感。患者一定要调整心态，多想积极的方面，要明白，只要按照医生的指导定期复查，做到复发早发现，卵巢癌还是有很多治疗方法和不错的预后的。过多的焦虑反而不利于病情的稳定。同时应转移对疾病复发的关注度。对于不良情绪患者可采取以下一些心理调整方法。

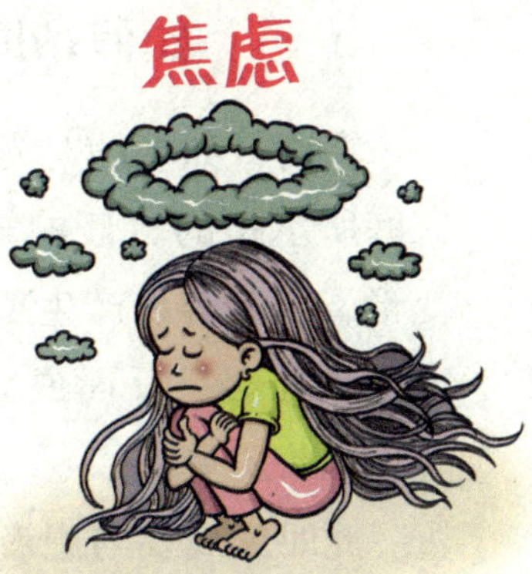

（1）自我鼓励法。用生活中的哲理来

安慰自己，鼓励自己同焦虑感进行斗争。

（2）语言暗示法。语言暗示影响着人的心理和行为，进行自我语言暗示，如“我不会有问题”“良好的锻炼能预防卵巢癌复发”等往往对情绪的好转有明显作用，对疾病控制也有好处。

（3）疏导法。人在心理焦虑时，应当有节制地发泄，可以找朋友、找亲人，把自己的焦虑倾吐出来。当然，不应该让这种情绪无节制地发泄，逢人便诉苦，这样很容易陷入自怨自艾的境地。

（4）环境调节法。心情焦虑时可以到外面走走，看看美景，散散心，与朋友聊聊疾病以外的事情，这对于调节人的心理活动有很好的效果。

（二）如何消除疾病导致的恐惧感

很多人认为患了卵巢癌几乎等于判了死刑而缓期执行。大部分卵巢癌患者都是晚期，各种临床症状较多，更容易使患者产生恐惧感。

消除恐惧感，首先，帮助患者对病情有一个合理的认识，不要过于夸大病情的严重性。卵巢癌的治愈率相对较高，大部分患者经过规范治疗后症状可以缓解。应让患者了解目前的治疗现状，建立治疗的信心，减轻恐惧感。其次，患者应该用积极向上、乐观开朗的心态去面对，尽量少去探究“自己还可以活多久”的问题，患者一定要具有能继续生存下去的信念。在我们接触的患者中，有很多老年晚期卵巢癌患者，她们大都了解自己的疾病，同时也对生活抱有积极的态度。

（三）如何帮助患者缓解孤独感

在度日如年的时光中，由于独立工作和生活能力的丧失，对社会和家庭所承担的责任的解除，手术、放疗、化疗造成昔日健美的体形的变形，患者容易产生孤独感。有的患者还会产生被遗弃感，自感无助于家庭和社会，反而成为社会和家庭的累赘，导致情绪忧郁，甚至萌生轻生念头。

此时家属要与患者共渡难关，给予患者更多的关心。家属是患者最亲近的人，也是患者力量的源泉和强大的精神支柱。家属所起到的作用，在某些方面是任何人都取代不了的。首先，要给予患者心理安慰、生活上无微不至的照顾，鼓励患者以其他方法参与到社会工作中，一定不要让患者感到孤独和被嫌弃；其次，家属要多与患者交流，以乐观的情绪感染患者，帮助患者完成身份、心态的转变，把更多的关注点放在对患病后生活的规划和康复上来。尽量使患者生活在现实中，不能仅靠回忆过去的美好来支撑，也不能再回原岗位进行高强度、高压力的工作。

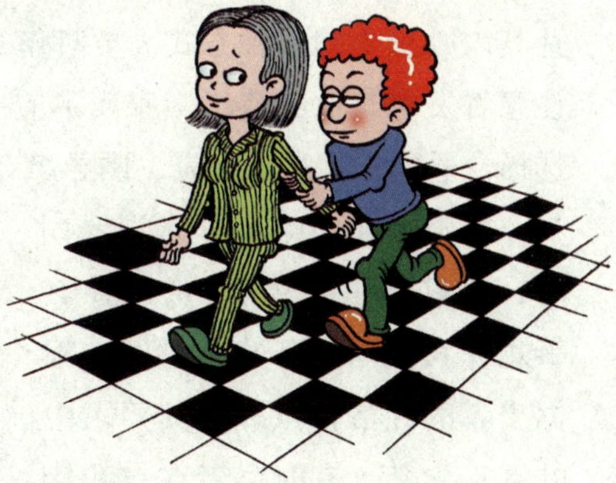

如果家属因为忙碌，或者认为患者疾病已经稳定而忽略了患者，那么患者需对家人说出自己的需求。在疾病稳定时，患者可以与朋友多建立联系，恢复既往的社交生活，减少对家人的依赖，转移对疾病的注意力。

若疾病稳定，而亲人和朋友都在忙碌之时，患者应根据自身的条件、兴趣和爱好，培养良好的情趣，如欣赏音乐、写诗作画、种花养鸟、下棋抚琴等来充实自己，在精神上要有所寄托，有所追求，减少孤独感。在不良情绪袭来之时，尽量做一些转换心情的事情，可以外出游玩，不断向大脑输送愉快的信息，不良情绪就会在不知不觉中烟消云散。

（四）患者脾气乖戾怎么办

很多卵巢癌患者都有长期与卵巢癌斗争的经历，然而当一个人长期而艰难地与癌症做斗争，在多次失去信心和希望之后，终于意识到这场斗争不能取胜时，会不禁产生愤怒的情绪，通常因为日常生活中的一些小事而在亲人身上发泄，对周围人群的健康、快乐、成功表示嫉妒。当有些患者意识到生命短暂，与肿瘤斗争无望之时，会不停地追忆过去美好的生活情景，对周围的事情缺乏兴趣，表现为时而情绪低沉，时而烦躁不安。有些患者因为心情不好，就会挑剔家属照顾不周，甚至对家属迁怒、辱骂、发脾气。

家属应该懂得患者这样做是一种痛苦的呻吟和发泄方式，是患者表达其内心感受的一种方式。要理解患者的做法并非敌意，给予同情。要让患者发泄其负面情绪，家属不应一味地置之不理或顶撞和反驳，而应选择合适的方式给予回应，诱导患者心理上的理智或积极态度的萌发。

当患者在情绪上异常混乱时，家属一般都会急迫地想帮助她。此时，最好问一下患者："有什么事想让我做吗？"这个时候应根据患者的性格特点理解其要求中的真正含义。有时患者在自我怜悯，她可能会说："不用管我，我很好。"由于她带有情绪，或者不想建立与他人的沟通，家属可以根据自己的理解去进行更多的交流，真正地理解她的意图，让她体会到家人的关心。有时患者会提出大家不可能做到的要求，有时患者堆积的情绪会爆发出来，这时不必一味地忍受，而是应该尽量地向患者传递家人对她的痛苦能感同身受，尽量建立沟通的桥梁。

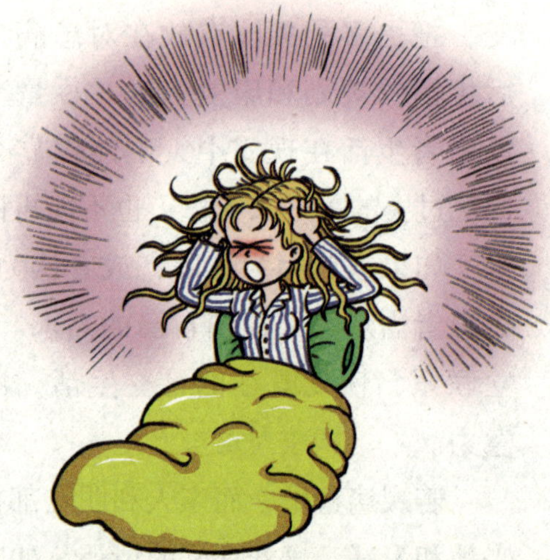

（五）患者异常依赖人怎么办

有些患者得了癌症后变得特别依赖人。家属在尽量支持患者、爱护患者的同时，应鼓励患者树立责任感，积极参与康复治疗，让患者对其自身的健康负责任。鼓励患者参与生活，主动为自己和他人做些力所能及的事，既照顾自己又驾驭生活，增强求生的意志。因此，在照顾患者时，要把她看成是有能力承担责任的人，而不是毫无自救能力的人。

1. 对患者不能事事代劳

很多卵巢癌老年患者都会受到子女无微不至的照顾，从治疗选择到饮食、活动、休息，面面俱到，这种“一切包办”的照顾看起来似乎关怀备至、体贴入微，其实只会促使患者更加萎弱，令其有无力感。事实上，再也没有比剥夺患者自理能力更容易摧毁她了。许多患者因为疼痛、乏力，以前轻易能做到的事做不到了，这时家人可能会尽量地设法帮助她，包括患者想到的和未曾想到的，甚至连患者能做的也全部揽下来。实质上这种帮助方式正好孤立了患者，解除了她与疾病做斗争的最基本武器。有时候，为了不给患者增加心事而不告诉她家中所发生的一切。其实这样做并不好，患者在这个关键时刻，需要加强参与，不能被孤立起来。当然可以多一点“报喜不报忧”，做决定时征求她的看法等，这样她的求生欲望便可更加高涨。

2. 鼓励患者积极参与康复训练

为了更快、更有效地恢复健康，患者应将自己的命运掌握在自己手里。要再次强调的是，在鼓励患者去做力所能及之事的同时，对于她的生活自理行动，要予以支持和鼓励。如果对患者所有的关心爱护是出于对她身体虚弱的照顾，那么，疾病就会成为她的支柱，造成她的颓废，从而不能激励她恢复健康。

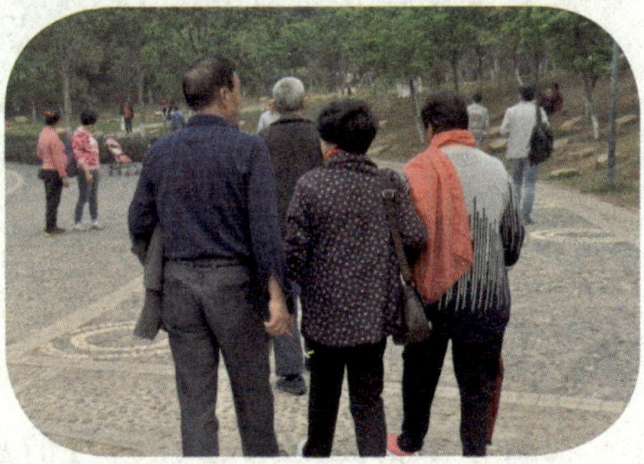

下面这些建议，或许可指导家属如何适当地帮助癌症患者。一是鼓励患者自己照顾自己。患者应该被允许自己料理一些事情，家属应该鼓励患者，让患者感觉自己可以照顾自己，从而建立其康复的信心。比如称赞患者：“你能自己做，真了不起！”或者说：“家庭活动你也能参加了，真好！”二是和患者一起从事一些与治疗无关的活动，让她分散对疾病的注意，同时让她觉得她有能力从事治疗以外的活动，从而增强活下去的信心。

当然，病情好转时，也要常常有人陪伴。喜欢被别人关怀是人的天性，即使她的病情好转，关怀与支持也应继续下去。

三、如何告知患者病情及治疗效果

（一）是否要告知患者病情真相

在临床上我们经常会看到当患者确诊为癌症时，家属往往惊慌失措，几乎所有人都面临要不要告诉患者真相的难题。

1. 告知病情会击垮患者

大多数家属不敢马上把患上癌症的实情告诉患者，主要有两个原因，第一是害怕患者想不开，第二是担心患者拒绝治疗。家属中还流传着这样的顺口溜："又瞒又骗，多活几年；告诉真话，立马玩完。"因为癌症治疗的花费很大，有些老年人了解病情后，不愿意再给儿女们增加负担；有些患者认为自己活了大半辈子了，已经值了，不想再折腾了。卵巢癌是一种对生命健康造成严重威胁的疾病，告知病情后，很多患者难以接受，更容易产生恐慌。

因此，目前在肿瘤患者诊治过程中，患者家属要求向患者隐瞒病情的现象很普遍。在得知亲人患癌症后，家属为了减少患者精神上的刺激，不自觉地对患者进行消息封锁，生怕露出蛛丝马迹，因而当着患者是一套说辞，背后是另一套说辞。有些家属为了隐瞒病情，要求所有医生禁止向患者直接说"癌""肿瘤""化疗"等字样，以免给患者造成心理负担。从减轻患者的思想负担出发，对癌症患者的适度保密是必要的。

2. 隐瞒病情有两大弊端

一位54岁的晚期癌症患者，家属怕她承受不了，对她隐瞒了病情，但患者不时猜疑自己的病情，时常向家属和护士发脾气。她在治疗过程中出现副作用时闹情绪，拒绝治疗，因此病情得不到有效的控制。和家属协商后，医生向患者详细讲解了病情，还告诉她治疗后会达到什么样的效果，以及治疗过程中会出现的副作用。患者很快接受现实，重新建立战胜病魔的信心，积极地配合治疗，不仅延长了生命，还提高了生活质量。

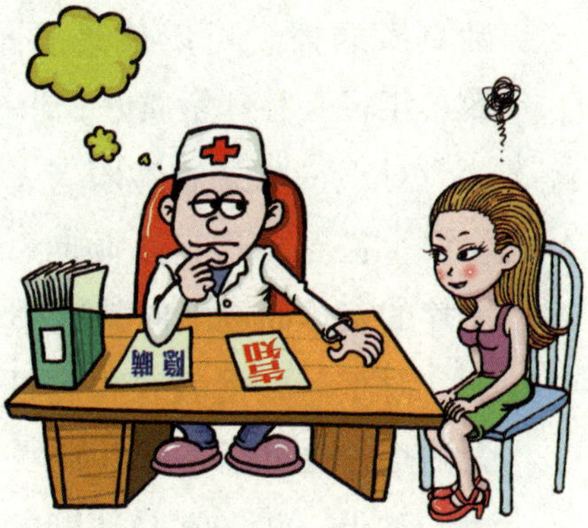

隐瞒病情有两大弊端。第一，就是像上面这个案例一样，患者因对病情的猜疑，不配合检查，不理解治疗过程中产生的副作用。有的患者对自己的病情估计过重，认为自己无药可救，依从性差，丧失治疗信心，拒绝治疗。还有的患者，因为在家属对其隐瞒病情后，对病情估计过轻而掉以轻心，导致治疗依从性差，错失最佳的治疗时机。第二，有的患者不能从医生那里获得准确的信息，也不能从家属口中探听到有关病情的可靠信息，就会从病友、护士或其他医生那里探听消息，而这些消息往往是不确切的、不可靠的。患者的猜忌心理也不利于疾病的控制和康复，而且，被动地接受治疗，身体和心理都在抗拒治疗，对病情的稳定和好转也是不利的。

对于肿瘤患者来讲，很多人希望命运掌握在自己手中。告诉患者病情，目的是让她主动配合，这样治疗效果要好得多，也有利于患者安排和处理工作、生活和家庭中的各种事情。

根据我们长年从事肿瘤临床的经验，其实绝大多数心理健康的肿瘤患者的承受能力远比我们预想的强，任何隐瞒患者癌症真相的做法都是有害无益的。在患病的过程中，重要的不是考虑是否告知病情，而是如何根据患者的心理素质、性格特点、文化程度等告知病情，如何帮助患者度过知晓病情后激烈的情绪波动期。

（二）如何告知患者病情真相

1. 病情告知应因人而异

病情告知要根据患者的文化水平、性格特点、接受能力等具体分析。

对于一些一直坚强、性格开朗、能正确对待疾病与死亡的人，告诉她真实病情，可以使患者最积极地配合医生进行治疗，取得更好的疗效。年轻人心理素质好，求生欲望强，容易配合治疗，也适合告知病情。

对于一些意志脆弱者，如果估计告诉她真实病情会造成其思想完全崩溃，甚至出现自杀倾向，则应该暂时对其保密，以后随病情的发展或治疗的安排而逐渐向其透露。

对于一些受教育程度低、心理承受能力差的老年患者，如果愿意接受治疗，也可以不告诉她。

对于一些平素易猜疑的患者，在其急切地想要知道病情时，最好不要隐瞒，有些情况下可咨询医生或家属商议，力求让患者有合理的认识，配合治疗。如果患者短期内难以接受，情绪波动大，最好多陪伴她，或让患者比较交心的朋友帮助开导和渡过难关。

有一部分患者因病情加重，各种治疗疗效很差，可能会猜想自己得了癌症。而少数患者坚信自己患的不是癌症，治疗效果差是因为家属不积极到好医院和找好医生治疗，或是医生技术水平太差所致。对于这种情况，应在患者临终前意识清晰时告诉其真实情况，这样患者会坦然地对待死亡，家属也会得到精神上的解脱。家属不必太低估患者的心理承受能力，因为人的求生欲望是很强的。

2. 告知病情应掌握分寸

向卵巢癌患者介绍病情，需要运用一定的策略和方法。不可只是将诊断结果和治疗方法三言两语说明了事。应简单说明诊断的结果、准备进行的治疗方案、可能的疗效、治疗中可能出现的问题等，以消除患者疑虑，使其安心接受治疗。当然对于疾病的早晚期及预后，可有适当保留，具体而言就是要让患者知道是什么病，但是可以不让她知道病情的具体严重程度如转移到哪些部位。在告知的同时，要使患者相信还有治疗的希望，使其既能配合治疗又不丧失信心。不能轻易地说“还可活6个月”“无药可医”之类的话，也不要告知患者不可能达到的治疗效果。如果患者不能做手术，则不要告知患者经手术可达到治愈的效果，因为给患者的希望过大，如果后期没办法得到相应的治疗，患者的治疗信心就会大打折扣。总之，应尽可能地掌握好分寸，一定程度的实话实说，可使患者感到自己有力量去与癌症抗争。

3. 告知病情要注意时机

告知的时机最好是在确诊之后，治疗之前。不然万一复发转移了，患者还要面对更残酷的现实。由于事先没有做好思想准备，那时更容易产生悲观绝望情绪，患者崩溃的可能性更大，所以越早告知越好。由于许多人有恐癌心理，因此患者了解病情后应做好她的思想工作，让患者对病情有正确认识，解除恐惧和忧虑的心理，增强战胜疾病的信心。当然，如果患者发现时病情较重，在病痛的折磨下，身体和心理承受能力比较差，可以在治疗好转后告知患者。经过治疗，患者病情好转，也能增加治疗的信心，使其更容易接受。

告知病情要多次渗入，不要一蹴而就。当患者的身体看上去较好时，要及时告诉她，让她知道家人也为她高兴。如“你今天脸色好多了”“医生说你的化验正常”等。

对于治疗方案及可能出现的副反应在治疗前可以不必交代得过于详细，因为每个人的耐受力不一样，治疗引起的副反应也不一样。如果知道得过于详细，很多患者会在心理上对治疗产生抗拒，有些患者则会有自我暗示心理，这些都不利于治疗的进行。治疗后出现相应的副反应，应及时告知患者是副反应，而非病情恶化，因为大部分副反应是可以治疗的。

在治疗过程中，要随时根据患者的病情调整治疗方案，治疗效果也要及时告知，以消除患者的焦虑感和猜疑。如果治疗效果较佳，要及时告知患者以增强其治疗信心，要善于抓住任何一点疗效的苗头。治疗效果不好时，可以委婉地告知患者，需要更改治疗方案以增强治疗效果，不必告知得过于详细，更不要说“无药可医”，以防患者丧失信心。

四、患者家属应避免充当的角色及正确的定位

（一）患者家属应避免充当的角色

1. 充当检查和治疗的“指挥者”

在治疗中如果患者出现不适，有的患者家属直接指示医生去打利尿针、输血、打止血针等。俗话说久病成医，许多患者家属在不断咨询和了解治疗方案的同时，对整个疾病及可能出现的副反应已经有了大体的了解。有些会认为自己比医生懂得都多，质疑医生的诊疗措施，会在患者面前要求上什么药物，甚至对医护人员颐指气使。其实，这样做相当于主动设置了医患沟通的屏障，导致医生的合理的治疗措施建议不被采纳。在治疗措施的选择上，患者家属过分有主见或过分犹豫不定都不利于合理的医疗措施的实施及患者的治疗。

2. 成为患者的“代言人”

很多患者家属主动帮助患者交代不适症状，在患者可以表达的情况下代替患者去说，这是典型的“一切包办”现象。这样不利于医生得到准确的信息，同时也会让患者产生自卑和被孤立感，对别人产生过度依赖感，患者对于疾病的认识及治疗的意愿无法得到及时正确的表达。

3. 成为被安慰的对象

多数家属会经历一段紧张、焦虑甚至恐惧的时期，有些家属会经常在患者病床前满脸忧愁，或者哭泣，反而成为被安慰的对象。这部分人一般是年轻患者的父母，他们无法接受患者的病情。极度紧张的家属是不适合照顾患者的，其过分紧张的情绪时时刻刻都在传递给患者，加重患者的心理负担，也容易让患者错误地判断自己的病情。

4. 加剧患者情绪紧张的助推器

有的患者家属在跟医生交谈的过程中，时不时地望向患者，或者在说到某一检查等自认为对患者是很敏感的话题时就戛然而止，避开患者去与医生交流。这些无疑会给患者增添心理负担，让患者多了一分对病情恶化与否的猜想的空间。

（二）患者家属正确的自我定位

对医生来说，患者家属是恶性肿瘤治疗最重要的也是不可或缺的助手，医生的诊疗措施的实施及预后风险绝大部分会与患者家属进行沟通。因此，患者家属要准确进行自我定位，做好医患之间沟通的桥梁。

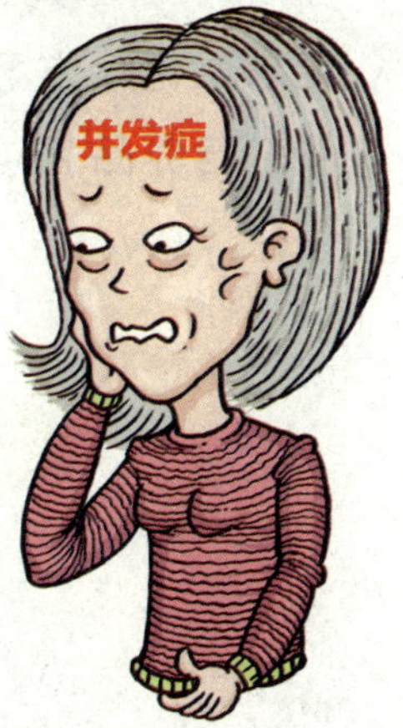

第一，熟知情况，冷静处理问题的家属。这是医生最希望见到的家属。好的家属应该熟知患者的病情，能够条理清楚地叙述其症状、病发经过，给医生的诊疗提供依据。在医生做出诊断、提出治疗方案后，能够很好地配合医生。有时肿瘤患者也会发生一些急性并发症，如消化道大出血，此时，家属应该冷静、客观地处理问题。

第二，善于沟通的家属。善于沟通的家属会让医生感到十分轻松，让其感觉你们在共同为一个人的治愈而努力，甚至愿意和你多聊一聊患者病情，并特别提醒需要注意的康复、保健等细节问题。

第三，信任医生、配合治疗的家属。这类家属能够使医生的治疗方案及时实施，达到最好的疗效。

此外，陪诊家属人数不要过多。有的患者身边动辄围绕 10 多个家属，这不利于患者治疗和休息。

五、患者如何建立自己的诊疗档案

患者要怎样建立自己的诊疗档案，哪些资料是最珍贵的？笔者总结了成千上万的患者资料档案，整理出以下建立“抗癌档案”的要素以供参考。

第一，保存和记录最初出现症状的时间、首次诊治的检查和病历资料。

第二，第一次确诊和第一次确定复发的相关资料以及病历记录。确定癌症的诊断的黄金指标是病理活检，确诊的病理活检报告最重要，是有关终身治疗的最有意义的参考。最好保留记录最为详尽的报告单原件。

第三，每次治疗特别是住院治疗的出院小结，手术、化疗和检查的记录，化疗方案记录，长期服用的中药方、偏方以及自行服用的保健品、营养品名录，对以后治疗方案的选择都有影响，都要记录和妥善保存。

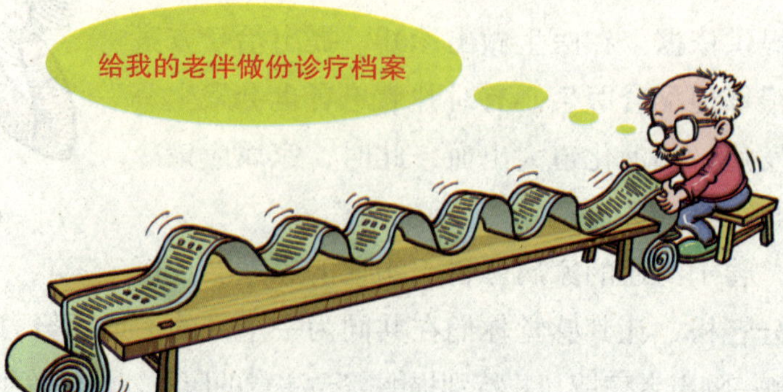

第四，最近一次检查和体检的全部结果与报告单要提供给诊治的医生，这样不仅可以供医生治疗参考，还可以避免重复检查，节省时间和金钱。

第五，除了医生的病历和记录外，患者自己要建立一个小本本，着重记录所经历的主要的治疗方法及经过、自身的反应、感觉到的效果及不适症状。

第六，观察并尽量记录下日常生活，特别是“吃得、拉得、睡得、走得”，谓之“四得”；患者身体的变化，如体重变化、饮食量、活动量的情况。

第七，要尽量保留各种检查和治疗的原始报告单或复印单，如化验单、各项检查结果、化疗方案等。尽量保留影像资料，如 CT 片、X 光片、病理切片等。

第八，患者一定要记录或记住自己的医保号、门诊号、住院号、病理号等，以便于有需要时，查找到医院的原始资料。

六、如何有效地向医生叙述病情

去医院看病，首先得向医生说明病情，这是引导医生检查的向导和诊断的重要依据，能使医生对病情做出正确的判断和采取有效的诊治措施。为此，就诊时应注意以下问题。

（一）最好由患者本人直接陈述

一般应由患者向医生讲述病情，因为只有患者才能将疾病的发生情况及感觉真切地表达出来。如果患者本人不能陈述，应由最了解情况的人代述，但应简明扼要地讲清所了解的情况，不要凭主观想象添油加醋，还要避免多人在一旁插言，使医生无所适从。

（二）讲清疾病的基本情况

在讲述病情时要准确、全面地讲清与疾病相关的问题，包括症状发生的时间，具体有哪些不适，已做过哪些检查或采取了何种治疗且效果如何。

（三）如实陈述病情

不要夸大病情。有些人误认为夸大病情，把症状、感觉讲得严重一些，医生才会重视，才会开好药。殊不知这样会对医生产生误导，不利于医生正确判断病情。

不要隐瞒病情。有时医生会问一些令患者尴尬却与疾病密切相关的问题，患者不要怕难为情而不如实作答，这样将会贻误治疗。

据实说明治疗效果。有的患者经治疗后病情有了好转，但为了引起医生的重视，或出于其他目的，却不承认有疗效；还有些患者则恰恰相反，他们经多次治疗后病情仍无好转，碍于情面，怕引起医生的反感，违心地说疗效不错。这些对正确诊断和疗效巩固都十分不利。

（四）提供与疾病相关的资料

患者最好建立一份健康档案，妥善保存病历、检验报告单、影像图片、诊断证明书等，就诊时一并提供给医生参考。在向医生说明病情时要讲清既往病史及有无家族遗传病，必要时还需要向医生提供习惯嗜好、饮食结构、工作或生活环境等方面的情况。

（五）避免说与疾病无关的话

一般情况下，医生接诊的患者都比较多，为了让医生能集中精力看病，患者说起病症时应就病论病，不要言及与疾病本身无关的题外话。

行者篇

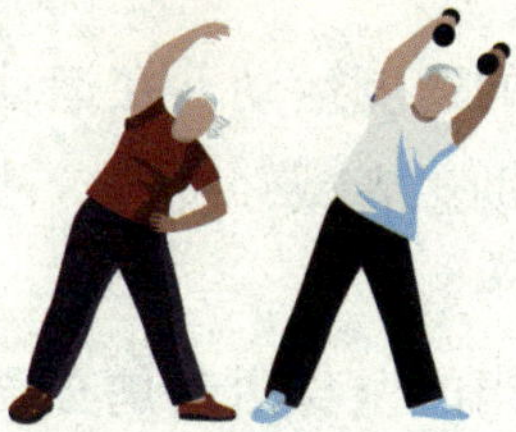

按时作息，精神饱满
适当文娱，愉悦身心
合理锻炼，逐步康复

一、适度合理运动，有效防治卵巢癌

（一）适量运动预防卵巢癌

适量的身体运动可能有助于降低女性患卵巢癌的危险。

加拿大公共卫生局的研究人员曾进行过一项调查研究，调查结果显示，那些运动水平高的女性，其患卵巢癌的危险有了明显减少。适量运动水平最高的女性患卵巢癌的危险减少了近 1/3。然而，剧烈运动却没有这种预防效果。

因此，应进行有规律的适度运动，在运动的同时既锻炼了身体，也预防了疾病。运动可以帮助患者减轻疲劳，改善睡眠，缓解不良情绪，增加康复的信心。

卵巢癌患者手术后适当的全身活动是必要的，可以更快地恢复胃肠功能，预防静脉血栓、下肢水肿的发生。但要以身体状况允许为前提，因人而异。手术后如无禁忌证，患者应在 1～7 天后离床活动，早期离床活动可由家属搀扶在病房里走动，促进身体各部分机能的恢复；如手术创伤较重，手术后体力较差，不能下床，可在床上做肢体运动和翻身动作；如身体恢复良好，可逐步加大运动量，变换锻炼内容，从散步、气功、太极拳到做操乃至慢跑。

（二）音乐配合运动，身心放松防治癌症

音乐优美的旋律可以引导患者进入一个轻松愉快的氛围，可以稳定情绪、防止紧张、减轻疼痛，提高生活质量。音乐可与运动良好地配合在一起，实现放松身心，转移注意力，调整情绪，从而达到提高免疫力的目的。大体来说，卵巢癌患者不适合听过于悲伤或过于亢奋的曲目。中医有五行音乐疗法，可根据患者不同的心情来选择各种音乐。

二、预防卵巢癌的运动——瑜伽

瑜伽练习者通过特殊的锻炼动作，配以特殊的呼吸方式，更重要的是与精神调整相配合，可以疏通女性器官的气血循环，调整荷尔蒙的分泌，特别是对月经不调、输卵管不通、盆腔炎等有很好的改善作用。因此，瑜伽可以起到预防卵巢癌的作用。瑜伽可以保养卵巢的主要动作有以下 10 种。

第一，吸气，双手向上伸展，保持 5 秒；吐气，双手合十，放于胸前。平衡呼吸。此动作有利于增加心脏和肺部的氧气，给头部充氧，让大脑得到休息，缓解压力和不良情绪，对于月经不调引起的腰腹胀痛有缓解作用，同时也使卵巢处于上佳的休息状态。

第二，向前弯腰，双手抱住小腿，前松后紧。此动作可以加强整个椎体的气血循环，缓解因肾气虚弱所致的各种妇科疾病，也可以使卵巢的激素分泌在正常的节奏中进行。

第三，吐气，扭转腰部，保持 5 秒。左右各一次。此动作可以纠正因平时姿态不正而引起的腹部胀痛，对盆腔内器官有较好的保健作用。

第四，吐气，身体均匀向下，脚跟和臀部接触。此动作可以加强全身气血循环，按摩腹内器官，促进腹内器官水肿、炎症的消除。

第五，吐气，尽量把腿部两侧肌肉和腰肌放松，保持 10 秒。吸气，保持正常的呼吸。此动作能够加强整个盆腔的气血循环，减轻盆腔局部长时间充血给卵巢带来的压迫。

第六，吸气，收腹，拱起腰部，保持 5 秒。然后再吐气，头部抬起，腰部下压。此动作可按摩盆腔器官，改善新陈代谢，促进毒素的排除。

第七，吸气，腹部内收、会阴部收紧，闭气 1 秒；吐气，放松全身的肌肉，保持 5∶1∶5 的呼、闭、吸的时间比例。此动作可提高免疫力，帮助卵巢避免菌群侵扰。

第八，以尾椎为支点，向前或向后均匀划圈各 36 次。此动作可强化身体的元气，对月经失血过多引起的贫血或手足冰冷有改善作用。

第九，像胎儿躺在母亲的子宫里一样，闭上双眼，全身放松。此动作可缓解压力，促进激素分泌均衡，消除失眠，抗衰老。

第十，吸气，双手抱紧右腿，挤住右边腹部，保持 10 秒，吐气。右侧动作完成后，再换成左侧。此动作按摩腹部内脏器官，可促进腹部的气血循环，有保健子宫、卵巢的作用。

三、预防卵巢癌的运动——慢跑

慢跑是最简便的运动，也被众多专家认为是防癌首选运动。

慢跑时人体可吸入比平常多几倍至几十倍的氧气，使全身的脏器更加健康。人体如果长时间不锻炼，在缺氧状态下正常细胞容易转变为癌细胞，诱发癌症。另外，慢跑可以消耗体内多余的脂肪，防止肥胖或是超重，平衡体内雌激素水平，从而降低患卵巢癌的风险。

跑起来心情更好。慢跑还能带来好的精神状态，改善人的情绪，消除忧郁和烦恼。而精神因素在防癌中占据了主要位置，心胸开阔、幽默风趣的人往往不容易受癌症威胁。

世界癌症基金会及中国癌症基金会 2007 年 10 月联合提议：每天要进行 30 分钟的高、中等程度运动。所谓高等程度运动即活动时要做到全身出汗。中等程度运动如慢跑、快速步行。老年人如果腿脚不方便，慢慢走也可以，只是需要把时间适当延长。卵巢癌患者治疗后做一些慢跑运动，可以帮助减轻治疗引起的疲乏，改善睡眠。

四、卵巢癌康复运动——散步

散步是我国的传统健身方法之一，《黄帝内经》中有“夜卧早起，广步于庭”的记载，这里的“广步”其实就是散步的意思。

散步除能增强体质外，还是安神定志的妙方。有些卵巢癌患者因为精神负担重或其他原因，情绪欠稳定，失眠多梦。对于这些症状，散步是理想的治疗剂。睡前散步，可使身体略感疲劳，再用温水洗脚，可以帮助改善睡眠。

很多卵巢癌晚期患者会有便秘、腿脚肿等情况，体力较差，这些患者虽不宜户外活动，亦要尽量在室内行走，即使让人搀扶着走一走，也会有益处。一方面可增加胃肠蠕动，改善消化功能，使水谷得化、大便通畅；另一方面可促进全身气血通畅，五脏六腑得到濡养。

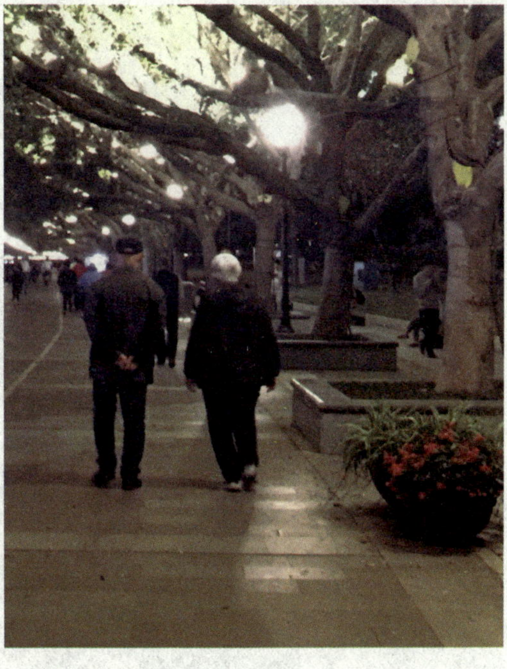

对于病情较轻者，可做户外散步。开始以舒适为度，散步时间、距离均不必计较。待习惯后，可逐渐延长散步的时间和距离。经过一段时间后，体力有所增加，应逐步过渡到有目的的散步，如由散步变为中等速度的行走，开始每分钟 40 ～ 50 步，慢慢地增加到每分钟 60 步，甚至 70 ～ 80 步。散步的时间也可逐渐延长。

五、卵巢癌康复运动——太极拳

太极拳，源于古代导引术。太极拳的特点是动作圆柔，动中有静，静中有动，刚柔相济，内外结合，意与行随，可以帮助全身气血循行，改善疲乏等。因此，练太极拳对于卵巢癌患者是十分有利的，它通过调心、调身、调息的活动，具有循经顺气、舒筋活血、强身壮体、调节阴阳的功效。

（一）练习太极拳的时间、程度要适宜

练太极拳，以旭日东升、凉露未收之时，在河畔、园林、庭院等空气清新的场所最为适宜。掌握好运动量，以精神好转、食欲增加、睡眠安宁为适合的标准。

（二）练习太极拳的基本要领

第一，轻柔松静。太极拳动作讲究松静柔和，忌动作僵硬、紧张和拘束。只有全身放松，才能达到心静神安。

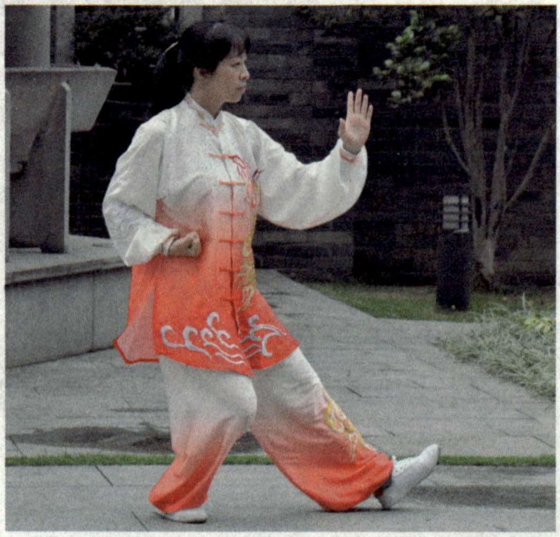

第二，动作圆柔。太极拳从起势到收势的每个动作都相互连成一气，前后连贯，如环无端。太极拳中的四肢和身体运转路线要求为圆形、弧形，不可直线往来或曲折上下。手脚的姿势也不应过于伸直或屈曲，要略弯曲，连贯轻柔地保持类似圆形的饱满姿态。

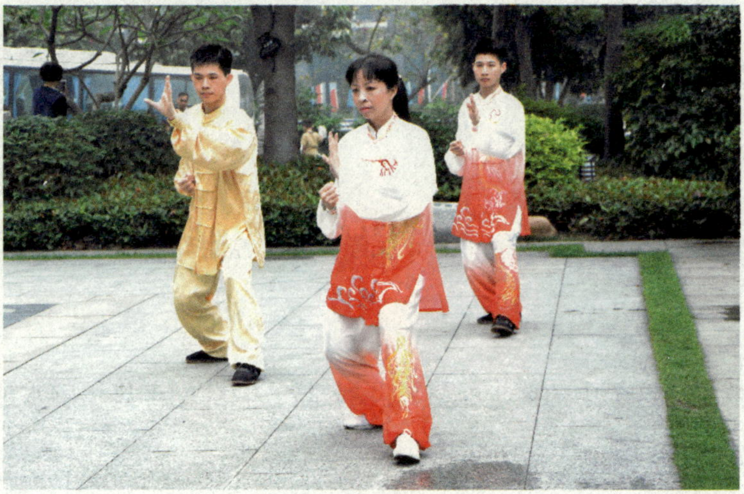

第三，意与行随。太极拳要求意念配合，即所谓思想不停，动作不停，连绵不断。

第四，动作连贯。练太极拳时，身体要中正安舒，动作要求缓慢均匀，连绵不断。

附 录

林丽珠教授教你如何煎中药

文 / 黎丽花　医学指导 / 林丽珠

“教授，这个中药要怎么煮？”“教授，煎药是不是三碗水煎成一碗就好了？”“教授，这个中药是一天吃一次，还是一天吃两次呢？”“教授，吃您的中药是不是不能吃鸡和萝卜啊？”煎煮汤药是由患者家属完成的，也是影响疗效的重要一环，无论在病房，还是在门诊，经常有人这么咨询。

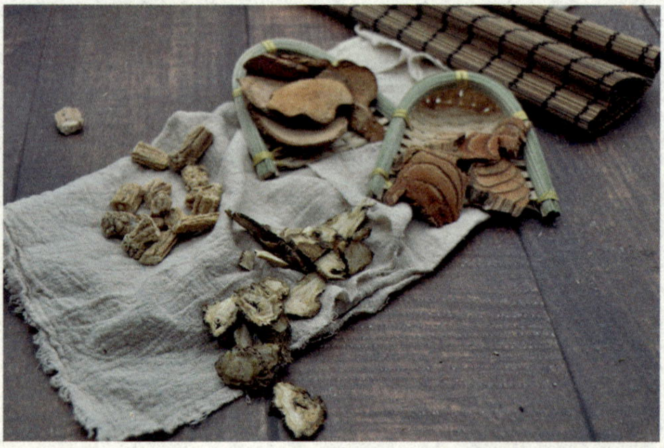

“汤者，荡也，去大病用之。”虽然中医药是我们的国粹，但其实对于如何煎药，很多人还是不懂的，或者是一知半解的。究竟要如何煎药呢？煎煮中药时又有哪些技能需要注意呢？服用中药又有哪些需要忌口呢？林丽珠教授为你一一解答，指导你如何熬好中药，提高中医药的临床疗效。

如何选择煎药器皿？

林丽珠教授说：中药汤剂的质量，与选用煎煮器具密切相关。

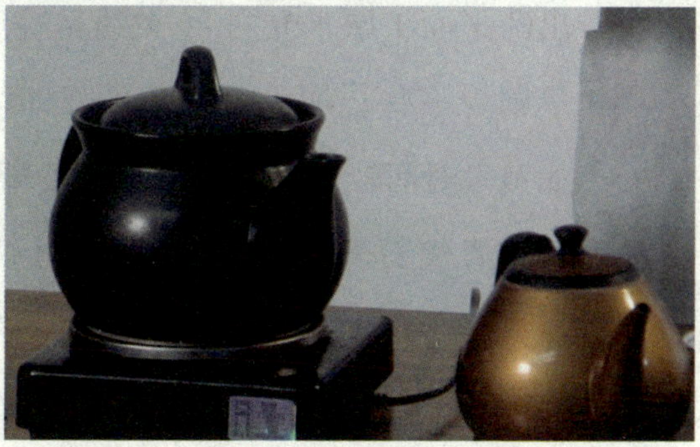

李时珍《本草纲目》中提到："凡煎药，忌铜铁器。"砂锅是从古沿用至今的传统煎药器具，现在应用广泛的紫砂药壶不但保留砂锅的优点，而且加热速度更快，清洗更方便。

如何提前漂洗、浸泡中药？

有些患者常会像洗菜一样清洗中药，其实中药材一般无须淘洗。如要清洗，也只要用水漂洗一下即可，以防药材中的有效成分丢失。

中药煎煮前应先浸泡10～20分钟。若处方以植物药材为主的，浸泡5分钟即可；而以矿物、动物、甲壳类药材为主，浸泡时间可适当延长，但一般浸泡时间最长不超过30分钟。

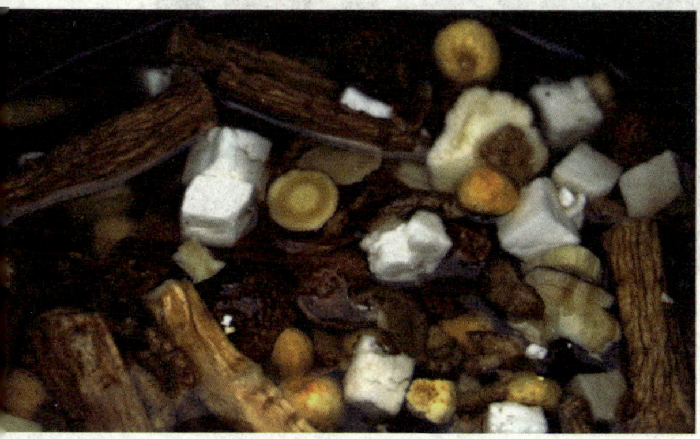

林丽珠教授特别提醒患者，浸泡时间不是越久越好，否则会引起药材变质。浸泡时多用凉水，甲壳类坚硬药材可适当用温水浸泡。

如何煎煮中药？

林丽珠教授说：一般一剂中药煎煮一次药材有效成分提取不完全，

故以煎煮两遍为佳。对于药量较大的处方，可再煎第三遍，尤其是滋补药以及材质较为坚实者。

煮第一遍时，把药物倒入药锅内摊平，加水浸透，轻压药材时水高出药平面 1 厘米左右（大约是轻压药材后对齐手的平面）。第二遍用水量则少一些，加水至中药平面即可。如药材质地坚实，加水量可稍多；如煎煮时间较短，水量淹没药物即可。

清代石寿棠曾说："欲其上升外达，用武火；欲其下降内行，用文火。"因此，煎煮药物的火候需要讲究。现一般采用先武火（大火）煮沸，水沸后改用文火（小火），此时开始计算煎煮时间。

古人云："制药贵在适中，不及则药效难求，太过则气味反失。"煮药和做饭一样，用心烹饪自然美味，用心煎煮才是良药。

一般为头煎 30～60 分钟，二煎 30 分钟左右。若为感冒药或清热药宜用武火，煮沸时间为 15～20 分钟即可，温服。若为补益药，煎煮时间可延长至 60 分钟左右，温服。最后的煎液量成人为 200～300 毫升，儿童为 50～150 毫升。煎煮好的中药要趁热滤出，避免有效成分沉淀在药渣上。如不小心把药物煮干或煮焦了，不能再服，因为产生了一些有毒物质。

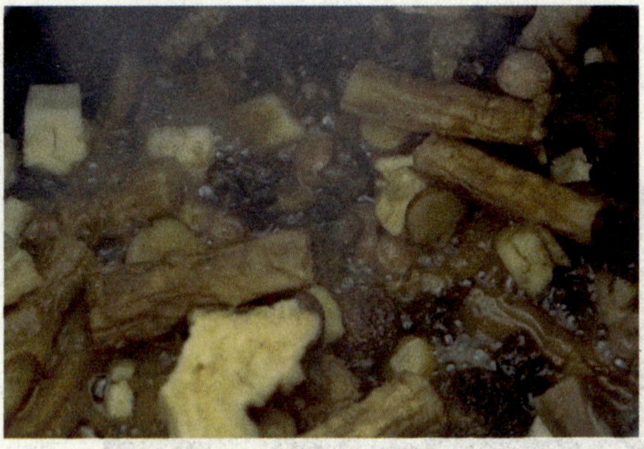

特殊药物煎煮有小贴士吗？

处方中有时会标注一些特殊药物的煎煮方法。

先煎：如煅龙骨、煅牡蛎、醋鳖甲、醋穿山甲、龟甲、石决明等矿物、贝壳、甲壳类药需加水用文火先煎 30～60 分钟，煎煮过程中经常搅拌以防粘锅。川乌、附子、草乌等一些毒性较大的药物，则需先煎 1～2 小时减毒，此时水量亦要适量增加，用后器具应反复擦洗，或煮过再用。

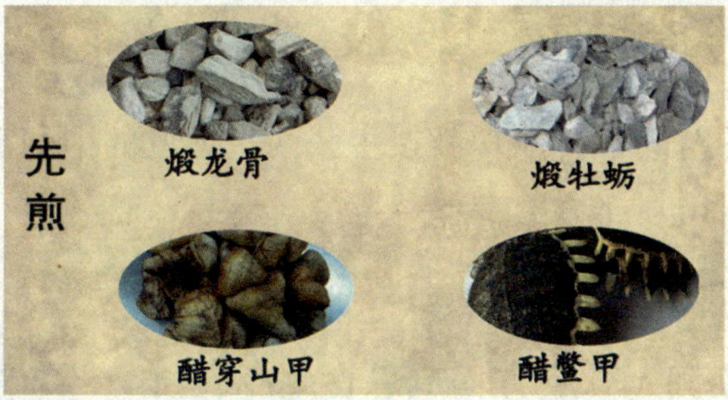

后下：如砂仁、豆蔻、鱼腥草、苦杏仁、徐长卿、木香、降香等药宜后下。在其他药煎煮以后，停火前将其纳入稍焗即可，尤其是芳香类药材，如木香、降香、砂仁等。

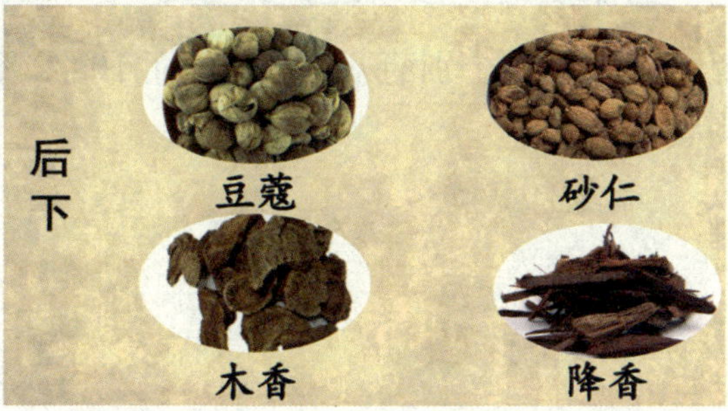

包煎：先将药物用纱布包好再放入药锅内。包煎主要是为了防止粘锅及刺激咽喉，包煎时药袋应尽量松一些。

烊化：阿胶、鹿角胶、龟胶、饴糖等需要另放入容器内隔水炖化后，再兑入其他药物同服；或直接用煎好的药液溶化后服用，注意要勤搅拌。

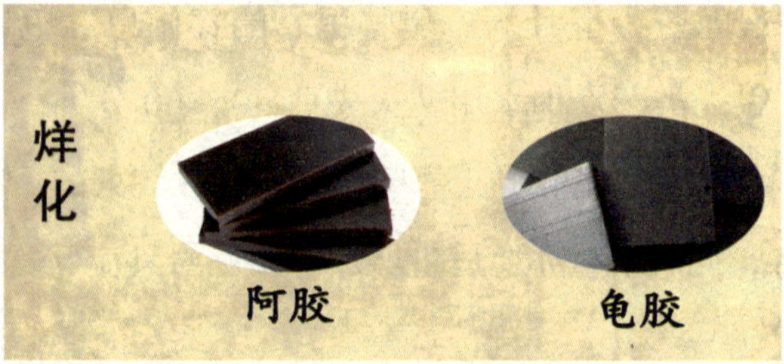

何时服药最相宜？

至于服药的时间，林丽珠教授主张两次煎煮的中药混合之后，分两次于两餐中间服用，即上午 10 点左右、下午 3 点左右各一次，以免空腹服药或饭前服药影响胃口。

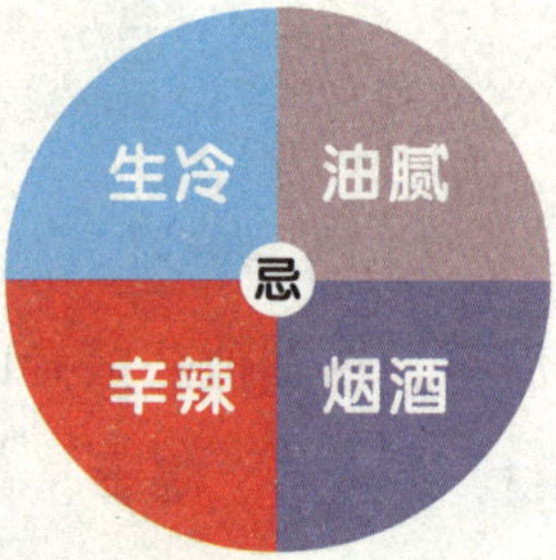

服用中药期间，饮食方面应忌食生冷、油腻、辛辣，忌烟酒；黄疸、痈疽等忌食鱼、虾等腥膻食物；水肿患者忌食盐；贫血时忌饮茶；肿瘤患者除以上禁忌外，还忌食羊肉、狗肉。

以上所讲为中药服法的一般概述，有时因病情轻重、患者正气强弱、个别药方特定煎法而不同，不必拘泥。

后　记

目前肿瘤已经成为多发病、常见病，死亡率居高不下，严重危害人民的身心健康，给个人、家庭、社会带来沉重的经济负担，许多民众“谈癌色变”。防治肿瘤已成为世界医学领域乃至全社会亟须解决的重要问题和迫切任务。

全球癌症负担正以惊人的速度不断加重，世界卫生组织（WHO）《全球癌症报告 2014》调查资料显示，2012 年全球逾 1 400 万人罹患恶性肿瘤。专家预测：癌症将由 2012 年的 1 400 万人，逐年递增至 2025 年的 1 900 万人，到 2035 年，将可能达到 2 400 万人，即 20 多年时间将增加约七成，平均每 8 个死亡病例中就有 1 人死于癌症。而在我国，2015 年肿瘤新发患者 429.2 万人，死亡人数已达 281.4 万人，肿瘤防治刻不容缓。

当前我国经济的快速增长与医疗发展不平衡，民众对肿瘤防治知识的认识却并不充分，远远达不到卫生部在《中国癌症预防与控制规划纲要（2004—2010）》中提出的“对癌症主要危险因素的人群知晓率达到 50%”的目标要求，常导致肿瘤患者未能得到及时的诊断和治疗，这些也为医患关系埋下隐患。

近年来，恶性肿瘤的预防、诊断、治疗有了长足的发展，广州中医药大学第一附属医院肿瘤中心主任林丽珠教授逐步创出一条立足中医、中西结合挑战癌症的新路，其团队摸索出益气除痰法治肺癌、保肝抑瘤法治肝癌、祛瘀解毒法治肠癌等治疗方案。广州中医药大学第一附属医院肿瘤中心从一片空白发展到如今拥有 189 张床位，在全国同行中处于领先地位，称得上华南地区首屈一指的临床重点专科。

为了普及肿瘤防治知识，林丽珠教授积极响应政府号召，时刻紧扣“肿瘤防治”这个时代命题，从多年的临床实践出发，带领众多弟子，集思广益、群策群力，历经3年，数易其稿，终成“健康中国——中医药防治肿瘤丛书”。

本套丛书从临床实践出发，理论联系实际，就肺癌、大肠癌、肝癌、鼻咽癌、食管癌、胃癌、胰腺癌、乳腺癌、卵巢癌、宫颈癌、前列腺癌、淋巴瘤等12种常见的癌种，从“医师”（医药防治）、“厨师”（食物防治）、“禅师”（心理防治）和“行者”（起居保健）四个方面，进行深入浅出的讨论，用生动有趣的语言，将深奥难懂的肿瘤防治知识变得通俗易懂，让民众可以更加科学地了解肿瘤防治知识。

本套丛书以科普为基础，以实用为目的，涵盖中西医防治肿瘤的各个领域，结合多年的临床实践，重点突出中医特色，将简单实用、独具特色、疗效显著的中医药诊疗技术科普化、通俗化，内容突出科学性、可读性，可供普通群众、医学生以及医务人员等参考。

本套系列丛书的编写分工如下:《三师而行，远离肝癌》林丽珠、肖志伟、陈壮忠,《三师而行，远离肺癌》林丽珠、余玲,《三师而行，远离大肠癌》林丽珠、肖志伟、左谦、余榕键,《三师而行，远离鼻咽癌》林丽珠、李佳殷,《三师而行，远离食管癌》林丽珠、张少聪、蔡陈浩、陈壮忠,《三师而行，远离胃癌》林丽珠、林洁涛、陈壮忠、付源峰,《三师而行，远离乳腺癌》林丽珠、胡蓉,《三师而行，远离胰腺癌》林丽珠、林洁涛、陈壮忠,《三师而行，远离宫颈癌》林丽珠、孙玲玲,《三师而行，远离卵巢癌》林丽珠、孙玲玲,《三师而行，远离前列腺癌》林丽珠、陈壮忠、朱可,《三师而行，远离淋巴瘤》林丽珠、张景涛、翟林柱。感谢国医大师邓铁涛教授为丛书赐序。感谢研究生黎丽花、邬谨鸿、安博等为丛书的编写提供了诸多协助。

编　者

2018年6月